ESTÁ EN SUS MANOS: TÉCNICA DE LIBERACIÓN EMOCIONAL (EFT)

El poder de eliminar el estrés, la ansiedad y todas las emociones negativas

Sobeida Salomón, Ph.D.

SpiralPress

Ambler, Pensilvania

Aviso: La información contenida en este libro es con fines educativos solamente y no pretende ser un sustituto de una adecuada asistencia médica o psicológica profesional. La autora o la editorial no asumen ninguna responsabilidad legal, explícita o implícita, por los resultados o las posibles consecuencias de la aplicación de la información contenida en el libro. La autora y la editorial no ofrecen ninguna garantía con respecto al contenido y no se harán responsables legalmente por eventuales errores en el texto, ni por daños directos, indirectos, circunstanciales o incidentales en conexión con el desempeño de este material. Si usted no desea estar sujeto a estas condiciones, por favor devuelva el libro a la editorial para un reintegro total de su costo.

Titulo Original de la Obra:
IT IS IN YOUR HANDS: EMOTIONAL FREEDOM TECHNIQUE
The Power to Eliminate Stress, Anxiety, and All Negative Emotions.
SpiralPress, una división de *HydroScience Inc.*, Ambler, Pensilvania, 2007.

ESTÁ EN SUS MANOS: TÉCNICA DE LIBERACIÓN EMOCIONAL (EFT)
El poder de eliminar el estrés, la ansiedad, y todas las emociones negativas.
Primera edición en español traducida por la autora.
Publicado por *SpiralPress*, una división de *HydroScience Inc.*

SpiralPress
1217 Charter Lane
Ambler, PA 19002
Email: hydroscience@earthlink.net
http://home.earthlink.net/~hydroscience
SAN 299-3074

ISBN: 978-0-9655643-2-8

Library of Congress Control Number: 2009938137

Impreso en Los Estados Unidos de América

A Sergio, mi compañero inseparable, quien siempre me ha estimulado a llevar a cabo todos los proyectos que me he propuesto lograr en la vida.

AGRADECIMIENTOS

Gracias a Marielisa Rugeles Smith, quien con su dominio del idioma español revisó la traducción del libro en su totalidad y lo enriqueció con sus valiosos comentarios y sugerencias. Le estaré por siempre agradecida por el tiempo, esfuerzo y dedicación que desinteresadamente le dedicó a este proyecto, haciendo de él una prioridad, sobreponiéndose a los obstáculos que la vida le ha presentado, con la única convicción de que el contenido del libro puede hacer de nuestra sociedad un mundo mejor.

Igualmente, quiero manifestar mi profundo respeto y agradecimiento a los pacientes que me otorgaron su permiso para publicar sus historias y por el valor que demostraron en sobreponerse a las vicisitudes de la vida. Sin embargo, quiero corroborar que yo soy la única responsable de cualquier error u omisión que se encuentre en el texto.

Índice

1.

Está en sus manos

El poder de eliminar todas las emociones negativas

En su poder tiene el libro que transformará su vida. *Está en sus manos: Técnica de liberación emocional*, conocida en inglés bajo las siglas EFT (Emotional Freedom Technique), es una introducción a un método psicoterapéutico totalmente nuevo, revolucionario, en el sentido de que le proporciona al lector una técnica efectiva, rápida y eficaz para eliminar todas las emociones negativas, incluyendo el estrés, la ansiedad, los miedos, las fobias, las vivencias traumáticas del pasado, la dependencia emocional, la dependencia de las sustancias nocivas y las dolencias físicas ocasionadas por la interacción que existe entre nuestra parte física y la emocional. Con el uso de esta técnica psicológica, no tiene que pasar meses o tal vez años tratando de liberarse de los eventos traumáticos de su vida, ni pagar a un especialista grandes cantidades de dinero en tratamientos psicológicos tradicionales que sólo le causan dolor y le hacen revivir, una y otra vez el trauma sufrido y sólo para lograr medianos resultados que en el fondo no justifican el tiempo, el sufrimiento, ni el dinero invertido. Con esta nueva técnica, en unos pocos minutos puede ver resultados radicales, superar todos los traumas y limitaciones emocionales que no le han permitido tener control sobre su propia existencia. La "técnica de liberación emocional" pone en sus manos el poder de controlar y eliminar todas las emociones negativas, permitiéndole disfrutar de la vida y lograr paz emocional y espiritual. Es una técnica sencilla, fácil de aplicar y de aprender, efectiva y totalmente gratuita.

Probablemente, usted ha estado en busca de nuevas alternativas para mejorar su vida; tal vez está consciente de que hay ciertos aspectos de su vida emocional que quisiera cambiar, ciertos hábitos que quisiera eliminar. Esos patrones de conducta que han formado parte de su personalidad y que forman parte de su manera de ser desde hace mucho tiempo, pero que le limitan y no le permiten desarrollarse en la dirección que quiere. Si usted anda en busca de un método con el que pueda acceder a su propia energía y poner en práctica su capacidad de superación y autocuración, no tiene que seguir averiguando; aquí lo ha encontrado.

En la privacidad de su propia casa u oficina puede aliviar cualquier síntoma de estrés, miedo o angustia que le esté impidiendo tener la paz necesaria para hablar en público, para hacer una transacción con un cliente importante, para exponer sus propios puntos de vista. En una forma rápida y eficiente, puede eliminar cualquier miedo o fobia, independientemente de si en toda su vida ha sufrido de dichas limitaciones.

Puede eliminar cualquier sentimiento de incomodidad o ira, bien sea con un familiar o con un compañero(a) de trabajo y de esa forma poder realizar un trabajo más productivo. Puede eliminar cualquier resentimiento que pueda haber existido en el pasado con cualquier miembro de su familia y de esa forma poder disfrutar de las reuniones familiares sin ningún estrés.

Puede erradicar hábitos indeseables o cualquier tipo de adicción, independientemente del tiempo que la haya tenido y que no le permite tener paz y disfrutar de la vida. Con el uso de la "técnica de liberación emocional" (EFT) puede reconstruir su vida de la forma que ha debido ser: Con salud, paz interior, felicidad, bienestar económico y prosperidad.

Los libros de psicología y auto-ayuda tienen como punto central el estimular a las personas a trabajar en la superación de sus patrones negativos, a tener una actitud positiva frente a la vida, a sobreponerse de sus problemas emocionales y seguir adelante. Aunque son evidentes las ventajas de estos nuevos planteamientos y formas de pensar, las personas se enfrentan a una gran disyuntiva cuando, estando consciente de que se tiene un problema, surge la duda de como cambiar o qué pasos seguir para lograr los cambios necesarios y tener una vida más plena. EFT es la alternativa que tanto buscamos. Este nuevo procedimiento ha sido identificado como la técnica terapéutica del siglo. No se necesita creer en ella para poder sentir y experimentar sus beneficios; ¡simplemente es efectiva, independientemente de lo que uno piense o crea! EFT es muy útil y fácil de implementar. Es una técnica poderosa para eliminar el estrés, los miedos, las angustias, las rabias, las frustraciones, las ansiedades, las fobias, los traumas, las adicciones, o cualquier otra forma de emociones negativas.

Puede implementarla por su cuenta y obtener resultados inmediatos. Los únicos requisitos indispensables para obtener resultados positivos son los siguientes: Dedicarle unos pocos minutos de su tiempo, poder usar las manos y tener el deseo de liberarse de las emociones negativas que lo aflijan. Estas características hacen de la "técnica de liberación emocional" una técnica totalmente fuera de lo común, que bien puede ser aplicada por el paciente, o que puede ser usada por profesionales en el área de la salud mental para lograr resultados rápidos y efectivos con sus pacientes.

La "técnica de liberación emocional" (EFT) y la "psicoterapia orientada a un área específica de pensamiento" (conocida en inglés bajo las iniciales de TFT), operan por medio de la estimulación directa de los puntos energéticos del cuerpo, para liberar la energía negativa asociada a una emoción negativa en particular. La causa de toda emoción negativa es un bloqueo en el sistema energético del organismo. En la medicina china de acupuntura se explica el paso de esta energía por medio de lo que ellos denominan el sistema de meridianos, el cual es un sistema natural de redes energéticas que circulan a través de todo el cuerpo y conduce esta energía por todo el organismo. EFT utiliza los mismos principios terapéuticos usados en acupuntura, pero se diferencia de ésta, en el sentido de que EFT no requiere de agujas para estimular los puntos energéticos y se especializa en curar problemas emocionales.

En la implementación de la técnica de EFT se usa la yema de los dedos de las manos para estimular los puntos terminales de energía, usando una secuencia específica con ligeros toquecitos, golpeteos, o estimulación en cada punto. Mientras se dan los toquecitos en cada punto, necesita concentrarse o enfocar la mente en el problema o emoción negativa concreta que quiere eliminar. El propósito de la secuencia de golpecitos en cada punto energético es el de restablecer el flujo normal de energía.

La "técnica de liberación emocional" fue desarrollada por Gary Craig, un ingeniero de la Universidad de Stanford USA,. el cual se fundamentó en el descubrimiento logrado por el Dr. Roger Callahan con la técnica de la "psicoterapia orientada a un área específica de pensamiento" o Thought Field Therapy (TFT) como se le conoce en inglés.

TFT surge como el resultado final del desarrollo científico en el que se descubrió que la causa de las emociones negativas no es el recuerdo del evento traumático en sí mismo, sino la energía negativa adherida a ese recuerdo. Conforme a este principio se pudo demostrar que al liberar esa energía, la emoción negativa es inmediatamente eliminada. Miles de personas han reportado los beneficios obtenidos al sanar completamente traumas y sentimientos negativos, en casos que habrían tomado meses o tal vez años para obtener alguna mejoría con el uso de tratamientos psicológicos tradicionales, o como ocurre en muchas situaciones después de años de terapia, el paciente nunca logra ver resultados favorables.

El fundamento teórico de TFT establece que "la causa de todas las emociones negativas es una ruptura en el sistema energético de nuestro cuerpo." Como puede verse, éste es un principio muy sencillo pero con ramificaciones muy profundas, porque implica una separación radical de la forma en que la psicología tradicional trata los problemas psicológicos.

El principio de EFT lo constituye el hecho de que cuando experimentamos miedo, estrés o cualquier otra emoción indeseada, el flujo natural de energía en nuestro cuerpo queda interrumpido. Ese bloqueo trae como consecuencia un desequilibrio en nuestro sistema energético, el cual a su vez produce una respuesta emocional en el organismo. Por medio de la estimulación de los distintos centros energéticos de nuestro cuerpo, el flujo normal de energía se restablece y la respuesta emocional que se experimentaba antes, queda eliminada; el miedo, la ansiedad, o el estrés que se experimentaba simplemente desaparece y todo lo que queda es el recuerdo del evento. Lo único que se necesita es aprender la localización de un número de meridianos o centros energéticos, el uso de sus manos para estimular esos puntos por unos pocos minutos y la habilidad de concentrarse y revivir o sentir la emoción negativa de la cual quiere liberarse. Es así de sencillo.

EFT se encuentra en constante desarrollo y evolución. Como ocurre con cualquier otra área nueva del conocimiento, tanto EFT como TFT han enfrentado el escepticismo de la psicología moderna; esto se puede comprender si tomamos en consideración que el campo de la psicología tradicional tiene mucho que perder frente a la efectividad lograda por estas nuevas técnicas que ofrecen una cura permanente. Por otra parte, investigaciones científicas rigurosas están siendo poco a poco publicadas en revistas científicas de prestigio confirmando los resultados positivos de EFT y TFT. Las personas que a nivel mundial están usando EFT, constantemente reportan no solamente mejoras radicales en sus problemas emocionales, sino también beneficios substanciales en el tratamiento de dolencias físicas que tienen como base problemas emocionales.

Este libro está dividido en ocho capítulos. Antes de poner en práctica la técnica de EFT, le recomiendo que lea el libro en el orden preestablecido, capítulo por capítulo, para que se familiarice con los distintos puntos energéticos, aprenda la localización exacta de cada uno de los puntos y la construcción apropiada de las afirmaciones verbales. Fotos bien descriptivas han sido incluidas para ayudarle con la memorización de los puntos. Después de ello, puede proseguir a practicar el tratamiento de EFT para la eliminación de cualquier emoción negativa que le perturbe.

Muchos sentimientos negativos se pueden eliminar en minutos y lo que le queda a la persona es simplemente el recuerdo de ese sentimiento o situación, pero despojada de la carga emocional que es la causante de los problemas psicológicos. En el caso de profundos trastornos psicológicos, se requiere de varias sesiones y en algunos casos es necesaria la asistencia de un(a) especialista. Es muy importante repetir las secuencias del tratamiento de EFT hasta que todos los aspectos relacionados con el problema que se esté tratando hayan sido erradicados. El libro presenta muchas sugerencias de como eliminar la dependencia, bien sea de sustancias nocivas o de sustancias socialmente aceptadas, así como también otros tipos de problemas emocionales.

El libro proporciona ideas para implementar tratamientos de EFT, de modo que el lector pueda lograr la eliminación sistemática de los patrones negativos que le aquejan, así como las implicaciones que estos puedan tener en su vida diaria y en su interacción con otras personas. El resultado, una vez eliminados los bloqueos negativos, es una persona nueva, libre de patrones negativos para poder emprender el tipo de vida que siempre soñó. EFT lo pone en control de su existencia presente y futura al poder eliminar los traumas, restricciones y creencias del pasado. Dichas limitaciones desempeñan un papel preponderante en la forma como se reacciona o como actúa ante las situaciones negativas que se le presenten. Sea persistente con EFT y estará totalmente complacido(a) con los resultados.

Quisiera enfatizar que aunque EFT es una técnica efectiva, no es un sustituto de tratamiento psicológico profesional requerido para personas que sufren de profundos trastornos mentales y traumas psicológicos violentos. Para ese tipo de trastornos se recomienda un(a) especialista que le pueda orientar en el uso de EFT. Esta recomendación es particularmente cierta si usted no está acostumbrado(a) al autoanálisis o si no está consciente de los patrones negativos de conducta que le afectan. Muchos psicólogos y orientadores están comenzando a incorporar EFT en sus prácticas profesionales. El tratamiento profesional con la ayuda de EFT tiene una gran ventaja sobre el tratamiento psicológico tradicional. El uso de EFT no interfiere con ningún otro tipo de tratamiento psicológico que usted esté usando actualmente y por el contrario, le ayudará a lograr mucho más rápido los resultados que desee.

2.

Psicoterapia orientada a un área específica de pensamiento (TFT) y la técnica de liberación emocional (EFT)

Una cura para los problemas emocionales

La Psicoterapia Orientada a un Área Específica de Pensamiento (TFT) y la Técnica de Liberación Emocional (EFT) son métodos psicoterapéuticos radicalmente diferentes para el tratamiento de los problemas emocionales. Van mucho más allá del tratamiento psicológico tradicional, en el cual se establece una relación de desigualdad entre el psicoterapeuta y el paciente. Esta interacción se puede ilustrar con la siguiente analogía: El maestro que sabe todas las respuestas y el estudiante que no sabe nada. Ese tipo de tratamiento convencional es bien conocido por todos aquellos que en una u otra oportunidad en la vida han solicitado ayuda psicológica. El paciente y el psicoterapeuta se reúnen con el conocimiento mutuo de que el paciente va a discutir sus problemas emocionales y el psicoterapeuta, guiado por sus conocimientos en teorías psicológicas, presenta alternativas al paciente para la resolución de sus problemas emocionales. El tratamiento generalmente dura meses o tal vez años, usualmente, trae consigo dolor emocional y requiere una gran fortaleza por parte del paciente, puesto que a éste le toca revivir la serie de eventos traumáticos que le llevaron a buscar ayuda psicológica. En general, el costo del tratamiento puede llegar a ser sumamente alto. Por su parte, el especialista tiene que enfrentar sentimientos de frustración y desesperación al ver que su paciente, después de un largo período de tratamiento, sólo muestra pequeños indicios de cambio o tal vez ningún signo de progreso.

Las técnicas de EFT y TFT eliminan la necesidad de este tipo de relación debido a que ofrecen a la persona un instrumento para resolver sus problemas emocionales, por sí mismo. El poder y el control para resolver los problemas emocionales y eliminar todas las emociones negativas se encuentra, literalmente, en las manos de la persona que las usa. Estas técnicas terapéuticas son muy efectivas, sencillas de aplicar y desprovistas de costo alguno. El resultado puede ser visto y evaluado de inmediato. Como cualquier otra innovación técnica que se aparta radicalmente de los métodos convencionales, EFT requiere una mentalidad abierta debido a que presenta una nueva alternativa en el tratamiento y cura de los problemas emocionales.

Este libro ofrece un procedimiento que le da al usuario el poder de acción y control sobre su propia vida puesto que provee las herramientas necesarias para curar problemas emocionales difíciles de tratar, tales como traumas, ansiedad, adicción, fobias, rabia, culpabilidad, miedo, inseguridad, negatividad y toda la gama de dolencias físicas asociadas a ellos. EFT y TFT están basadas en la manipulación del sistema energético del organismo. Ambas técnicas son muy sencillas de aprender y de poner en práctica. El procedimiento consiste en darse ligeros toques, o golpecitos, ("tapping," como se le llama en inglés), con la yema de los dedos en puntos específicos del cuerpo mientras que simultáneamente se piensa en la emoción negativa que se quiere eliminar, concentrándose mentalmente en la situación específica que evocó ese sentimiento negativo.

Es importante clarificar que con el uso de esta técnica no se le va a borrar u olvidar el recuerdo del evento que causó el trauma, pero si se le van a eliminar todos los sentimientos y reacciones negativas asociadas con dicho evento. En otras palabras, el tratamiento le va a liberar del dolor emocional relacionado con el recuerdo del evento. Podrá tener control sobre sí mismo y podrá actuar y responder a situaciones de una manera calmada y objetiva; podrá controlar sus propios sentimientos en lugar de ser dominado, automáticamente, por ellos.

La disolución de las emociones negativas juega un papel muy importante para lograr la felicidad y la salud tanto física como mental. Cuando no trabajamos para superar nuestros patrones de conducta negativos, estos tienden a repetirse una y otra vez; en cada ocasión en que ocurre una situación que nos estimule el patrón negativo, tendemos a reaccionar instintivamente, sin pensar, de la misma manera. Estableciendo una analogía, es como si tratamos de oír una canción de un CD que esté dañado; éste repite una y otra vez la misma pieza musical sin ningún control.

Nos encontramos sin saber el por qué ciertas situaciones de estrés se repiten consecutivamente y ante ellas, automáticamente, reaccionamos siempre de la misma manera, sin tener control sobre nuestras emociones. EFT y TFT rompen con ese patrón de conducta. En algunos casos el tratamiento es tan efectivo que la persona tiene dificultades en aceptar que está permanentemente curada, llegando a creer que el patrón de conducta que le es tan familiar va a volver en cualquier momento, cuando en realidad la persona ha logrado una cura total.

El elemento fundamental para tener éxito con EFT/TFT está en ponerse en contacto con el sentimiento negativo que esté causando la reacción negativa, bien sea física o emocional. Enfocando nuestra atención en el sentimiento negativo, mientras nos damos los pequeños toques en distintas partes de los puntos energéticos del cuerpo, la energía atrapada, que se encuentra al rededor del evento traumático en consideración, queda liberada, bien sea ésta rabia, ansiedad, culpabilidad, depresión, pena, o dolor físico. EFT/TFT proporcionan estabilidad emocional y un sentimiento de satisfacción y bienestar, gracias al restablecimiento del balance emocional necesario en el organismo.

Mi experiencia personal con EFT/TFT

Las técnicas de EFT/TFT llegaron a mi vida en un momento crucial. Ocurrió cuando trabajaba como psicoterapeuta en una institución que prestaba asistencia a niñas, quienes por haber cometido infracciones de menor grado, habían sido adjudicadas por la corte a dicha institución. Era una institución con servicios específicos para niñas entre las edades de doce a diecisiete años y constituía la última esperanza para su reforma. El próximo paso era el sistema judicial. Las jóvenes venían de diferentes lugares de la ciudad con una gran cantidad de problemas sociales y emocionales. Muchas de ellas habían sido víctimas de abusos físicos, emocionales y sexuales y como resultado, albergaban sentimientos de rabia, tristeza, resentimiento, desconfianza y en muchos casos reaccionaban con estados de rabia incontrolable.

La institución ofrecía servicios integrales para el bienestar de las jóvenes. Era un lugar donde se podían sentir seguras, alejadas del ambiente turbulento de sus hogares y comunidades. En dicha oportunidad el centro estaba pasando por dificultades económicas, administrativas y programáticas. Habían serios problemas administrativos y el ambiente de trabajo era pesado y conflictivo.

Un día fui nombrada directora del centro; como consecuencia de ello, todo el caos que la institución estaba enfrentando se convirtió en mi responsabilidad. El ambiente de trabajo era tóxico y me encontraba literalmente en la línea de fuego. Me sentía extremadamente tensa, tratando de controlar mis propios sentimientos de desesperación mientras que tenía que presentarme ante todos con una imagen de optimismo, para motivar a los maestros, las estudiantes y sus familias, y al resto del personal. Mientras que toda esta situación se desarrollaba, se me informó que el centro iba a ser eliminado. Lo cerraban para siempre. Las estudiantes tenían que ser reubicadas en otra institución y todo el personal, incluyéndome a mí, íbamos a quedar desempleados. Enfrentando todas estas desventuras y sobrecogida por el estrés, uno de los psicólogos del centro que era mi amigo me sugirió practicar una técnica que el conocía y que era muy efectiva para manejar el estrés; la definió como "todavía fuera de lo común" pero muy efectiva. Me dió un regalo extraordinario. En un tiempo relativamente corto, EFT me ayudó a alcanzar nuevamente la confianza en mí misma y ayudar a varios de los empleados a sobreponerse de la situación tan traumática por la que todos estábamos pasando.

Yo seguí enfrentando la situación del centro con coraje y ecuanimidad, apoyando a todos los empleados y estudiantes hasta que el centro finalmente cerró sus puertas. EFT fue una ayuda extraordinaria para resolver muchos de los sentimientos negativos que aún me quedaban una vez que me fui de la institución. Al final, me encontré sin trabajo cerca a la Navidad y experimentando sentimientos de traición, rabia y desagrado hacia la organización. Me sentía consternada sintiendo que el centro había puesto en peligro no sólo la estabilidad de todos los empleados, sino también la seguridad y estabilidad de las estudiantes. Esta fue una verdadera prueba para la efectividad de la técnica de EFT. Varios años han pasado desde entonces y he logrado eliminar todos mis sentimientos negativos.

El uso continuo de EFT ha sido un gran éxito no sólo en mi caso personal sino también en los de mis pacientes quienes reportan grandes beneficios no sólo en el tratamiento de sus problemas emocionales sino también beneficios en el aspecto fisiológico.

"Cuando se encuentre afligido, cuando actúe impulsivamente, sin reflexionar sobre lo que dice o hace, o cuando se encuentre en estado de ansiedad, la razón de ello es una interferencia en un campo específico de pensamiento; esa interferencia contiene la información que controla el sentimiento de malestar que experimenta y todas las otras emociones negativas."

Roger Callahan.

3.

El origen de la psicoterapia orientada a un área específica de pensamiento (TFT) y la técnica de liberación emocional (EFT)

Nuevos descubrimientos con orígenes muy antiguos

Estamos en presencia de un área psicoterapéutica nueva que se encuentra en constante cambio y que atrae no sólo a especialistas en distintos campos sino también al público en general: Personas como usted que se encuentran interesadas en métodos alternativos de curación. TFT fue dada a conocer gracias al Psicólogo Roger Callaham, quien a su vez le atribuye el desarrollo de esta nueva técnica terapéutica a la antigua medicina china de acupuntura y acupresión. Estos métodos hoy en día son bien conocidos en el mundo occidental moderno, pero son técnicas con raíces muy antiguas que funcionan por medio de la estimulación de ciertos puntos, llamados en la medicina china meridianos o canales energéticos y los cuales recorren todo el cuerpo y tienen como función circular la energía vital.

La acupuntura usa agujas que se insertan en diferentes puntos de los meridianos que recorren todo el cuerpo, mientras que la acupresión usa los dedos para presionar firmemente ciertos puntos energéticos en la parte superficial de la piel, con el objetivo de estimular la capacidad auto curativa del cuerpo (Forem, J. and Shimer, S., 1999). Ambos tratamientos funcionan por medio de la estimulación de la energía vital del organismo, eliminando así los bloqueos energéticos y restableciendo el flujo normal de ésta. En el desarrollo de TFT, Callahan (2001) se basó tanto en los principios de la medicina china como en los nuevos adelantos en el campo de la kinesiología aplicada, dada a conocer por G. Goodheart (1964) y que es un sistema que utiliza la "Prueba o examen muscular" como mecanismo de bio-información o diagnóstico para eliminar los desequilibrios que puedan estar afectando a la persona e impidiendo su recuperación.

Se puede decir que 1980 fue el año en que se originó TFT. La técnica surgió por un descubrimiento accidental que transformó completamente la forma de tratar los trastornos emocionales. El Dr. Callahan había agotado todas las técnicas disponibles para resolver un problema que confrontaba una de sus pacientes. Ella no respondía a ninguna de las técnicas psicoterapéuticas convencionales. Callahan comenzó a experimentar, con una mentalidad receptiva, con métodos nuevos. Encontró, por pura casualidad, que estimulando los puntos energéticos asociados con una perturbación psicológica, se liberaba la energía contenida y la paciente logró así una mejoría inmediata (Callahan, 2001). El Dr. Callahan trabajó como profesor de psicología en California, pero terminó frustrado con la ineficacia de la gran mayoría de los tratamientos psicoterapéuticos tradicionales. La paciente en cuestión, María, sufría de una fobia intensa al agua. Un día, María comentó que cada vez que se acercaba a una piscina sentía un dolor intenso en el estómago. Callahan había estado estudiando sobre los meridianos energéticos y la transmisión de la energía vital en el organismo, como lo especifican los estudios de acupuntura y recordó, que debajo del ojo se encontraba localizado el punto del meridiano que conecta con el estómago. Se le ocurrió decirle a María que ligeramente se diera toques con la yema de los dedos directamente debajo del ojo; después de dos minutos María se sintió totalmente bien. En otras palabras, el miedo tan terrible que sentía había desaparecido. Su fobia al agua quedó totalmente eliminada. Después de sólo unos minutos del tratamiento, María estaba en la piscina echándose agua en la cara.

Callahan continuó con su investigación, repitiendo y mejorando la técnica del enfoque en el sentimiento negativo mientras se dan ligeros toques en determinados puntos energéticos. De esta forma llegó a la conclusión de que había desarrollado una forma totalmente fuera de lo convencional, rápida y efectiva, para curar los problemas emocionales.

Por medio de la práctica, llegó a la conclusión de que cada problema emocional requería un procedimiento concreto, estimulando con pequeños toques los meridianos o puntos energéticos relacionados con la emoción que se estuviese tratando. De acuerdo a este descubrimiento, desarrolló una serie de secuencias de tratamientos bien específicos que llamó algoritmos; entendiéndose con ello la secuencia de pasos y procedimientos que se deben seguir para tratar problemas emocionales. Para poner en práctica cada algoritmo se requiere evocar el sentimiento o emoción negativa que se quiere tratar mientras, simultáneamente, se estimulan por medio de una serie de pequeños toques con la yema de los dedos, los distintos puntos energéticos, de acuerdo al algoritmo que se esté usando.

Para evaluar la efectividad del tratamiento, el Dr. Callahan desarrolló una escala de 10 puntos, que ponía en práctica antes y después de cada tratamiento, con el propósito de obtener una medida objetiva, permitiéndole evaluar si el tratamiento había sido efectivo o si tenía que ser repetido. Por ejemplo, si estaba tratando a una paciente que sufría de cierto tipo de fobia, antes de iniciar el tratamiento le preguntaba que evaluara la magnitud de su fobia. La persona se concentraba en el miedo que padecía y evaluaba su condición emocional otorgándole un número a su estado emocional en la escala del uno al diez; diez representaba la máxima incomodidad, mientras que el uno significaba la máxima tranquilidad, calma y relajación; de esta forma, el usuario podía determinar si el tratamiento había sido efectivo. Por ejemplo, si el paciente reportaba un número ocho antes del tratamiento y después del tratamiento manifestaba que su emoción había bajado a cinco, esto era un indicador objetivo de que el tratamiento estaba siendo efectivo pero que sin embargo, tenía que ser aplicado nuevamente hasta que la persona expresara que no sufría ninguna emoción negativa al pensar en el problema, o que al pensar en la emoción negativa le otorgara el número uno de la escala antes mencionada.

Como generalmente ocurre con nuevos descubrimientos, el Dr. Callahan ha sido criticado por los psicólogos tradicionales; estas críticas se pueden justificar o comprender si se toma en consideración que la psicología tradicional tiene mucho que perder. Estas nuevas técnicas hacen redundantes y obsoletos los tratamientos psicoterapéuticos convencionales. La crítica objeta que en el transcurso de las dos últimas décadas, TFT no ha sido sustentada por resultados estadísticos ni experimentos científicos por lo que se observa su ausencia en las revistas científicas que pudieran reportar los logros de esta nueva técnica. Sin embargo, actualmente, resultados de investigaciones experimentales están comenzando a aparecer en la literatura científica, particularmente con el método derivado de TFT, o sea la Técnica de Liberación Emocional (EFT) descrita posteriormente.

TFT, al igual que muchas otras ramas de la medicina alternativa, ha pasado por un proceso lento de aceptación y reconocimiento por las ramas convencionales de la medicina. La razón de ello puede ser comparada con el mismo fenómeno que explica el por qué muchos suplementos con hierbas medicinales no han sido reconocidos por la industria farmacéutica. La industria farmacológica, con el poder y los recursos económicos que posee, no tiene interés en subsidiar ningún tipo de investigación que corrobore los beneficios curativos de hierbas tales como St. John Wort para el tratamiento de la depresión. La hierba cuesta aproximadamente cuatro dólares cada frasco y aparentemente produce los mismos resultados que los medicamentos antidepresivos que sólo se pueden comprar bajo estricta prescripción medica a un costo de más de cien dólares por unas cuantas pastillas (Lecrubier, 2002; Sahelian, 2007). Por otra parte, las hierbas naturales no tienen efectos colaterales, mientras que los medicamentos con prescripción pueden llegar a tener consecuencias deplorables para la salud. La respuesta del por qué las compañías farmacéuticas no financian investigaciones en el campo de la medicina naturista es bien obvio. ¿Para qué financiar algo que va a ir directamente en contra de sus propios intereses haciendo sus productos químicos totalmente obsoletos y generando pérdidas cuantiosas a sus compañías?

Hasta que más estudios cuantitativos que reporten la efectividad de TFT estén disponibles, el público en general tiene que basarse en reportes cualitativos, los cuales son igualmente válidos. El libro de Callahan y las páginas de Internet del TFT y EFT están llenos de anécdotas e historias de personas en el mundo entero que relatan los efectos extraordinarios que han obtenido con la aplicación de ambos métodos. Con esto quiero extenderle al lector una invitación a poner en práctica esta nueva técnica y a juzgar y aceptar solamente lo que usted mismo pueda corroborar; no tiene nada que perder, no corre ningún riesgo y no le implica ningún gasto, es totalmente gratuito. Acepte sólo lo que usted mismo(a) pueda demostrar con su propia experiencia y práctica.

Los fundamentos de la terapia orientada a un campo específico de pensamiento (TFT)

El descubrimiento del Dr. Callahan confirma la creencia de que el cuerpo humano es un complejo sistema electroquímico de procesos psíquicos y metabólicos. La fuerza motriz de estos procesos es lo que los antiguos chamanes Hawaianos, los Kahunas, conocían con el nombre de "Maná," identificado en otras culturas con diversos nombres (Serrano, 2007). Por más de cinco mil años la cultura china ha practicado y desarrollado el sistema de acupuntura. El postulado de la medicina china se centra en que el cuerpo humano está circundado por un sistema complejo de redes energéticas denominadas meridianos; por estos canales energéticos circula la energía que ellos llaman *"Chi"* o fuerza vital de la existencia. Esta energía vital, invisible al ojo humano, ha podido ser detectada con el uso de instrumentos científicos modernos (Swingle et al., 2004). Estos meridianos o canales energéticos atraviesan los distintos órganos y terminan en puntos específicos en la superficie de la piel. Los tratamientos de acupuntura usan agujas que son incrustadas en los puntos terminales de los meridianos relacionados con el órgano específico que se encuentra enfermo y que se quiere curar. Muchas teorías tratan de explicar las razones de la efectividad de estos tratamientos, definiendo el proceso de curación de la siguiente manera: Las enfermedades surgen como producto de un bloqueo en el sistema energético del cuerpo. Por medio de la acción de un conductor de energía (la aguja) la energía que se encontraba bloqueada queda en libertad, restaurando de esta forma el flujo normal de energía en el cuerpo.

Callahan define el "campo de pensamiento" como una unidad intangible o una estructura que contiene una gran cantidad de información mental. Este concepto de "campo de pensamiento" del Dr. Callahan corresponde a lo que los antiguos Kahunas llaman "semilla de pensamiento," las cuales son células que contienen sentimientos, imágenes y un sin fin de sensaciones relacionadas con recuerdos particulares (Serrano, 2007). Estas semillas de pensamiento están impregnadas o saturadas con maná o energía. La acumulación de maná corresponde a la intensidad con la cual se produjo el recuerdo. Si el recuerdo está relacionado con un momento o situación de estrés, éste ha podido ser racionalizado de forma inapropiada e incorrectamente almacenado en el subconsciente, acompañado de una gran cantidad de energía o maná que se adhirió a dicho recuerdo.

La gran cantidad de energía acumulada en "semilla de pensamiento" o grupos de "semillas de pensamiento" perturba el flujo normal de energía en los meridianos energéticos que pasan por ese campo. Por medio de la estimulación de los puntos terminales de los meridianos que pasen por ese campo de pensamiento, la energía incorrectamente acumulada en el "campo de pensamiento o semilla de pensamiento" se libera restaurándose así el flujo normal de energía en el organismo. La yema de los dedos de las manos actúa como un conductor eléctrico que descarga la energía incorrectamente acumulada.

El efecto que se logra puede ser comparado con la descarga que se obtiene con una batería que opera una grabadora. Una vez que se acciona, la grabadora repite el mismo mensaje una y otra vez, pero cuando la batería se descarga, la máquina grabadora deja de repetir el mensaje. El mensaje no se borra, queda en la máquina, pero no se vuelve a repetir.

Para que se logre este efecto, el paciente necesita concentrarse en el sentimiento o recuerdo que le causa la perturbación, mientras se da toques con la yema de los dedos en los distintos puntos de los meridianos asociados con dicha perturbación. Este proceso restablece el flujo normal de energía, pero no elimina el recuerdo del evento o sentimiento que causó la perturbación, el cual sigue en el campo de pensamiento, pero al recordarlo o pensar en él, ya no produce ninguna reacción emocional. De acuerdo a la medicina china y a otras corrientes culturales con filosofías afines a ésta, la salud tanto física como mental se obtiene por el flujo normal de energía (ni muy baja ni muy alta) que circula a través de los canales o redes de los distintos meridianos que integran nuestro organismo (Eden and Feinstein, 1998; Teeguarden, 1978). La contribución fundamental del Dr. Callahan se puede considerar que ha sido el haber extendido estos conocimientos de la antigüedad, concernientes a los principios de acupuntura y acupresión, al campo de los trastornos psicológicos y emocionales.

"Los errores y las faltas que haya cometido en el pasado no tienen ningún poder sobre usted. En sus manos tiene la llave para abrir la puerta que le llevará al camino de la liberación y el éxito."

Henry Thomas Hamblin
(Dynamic Thought. The Yogi Pub. Soc., Chicago, 1923).

4.

Técnica de liberación emocional (EFT)

Un procedimiento mejorado y generalizado

La terapia de un área de pensamiento (TFT) del Doctor R. Callahan constituye la primera y más extensa técnica de tratamiento en esta corriente. Cada tratamiento de TFT está designado a tratar problemas psicológicos específicos (Callahan, 2001). El paciente necesita diagnosticar el tipo de problema emocional que quiere tratar para, posteriormente, determinar que tipo de procedimiento terapéutico o algoritmo debe usar. El tratamiento en sí mismo sólo toma unos pocos minutos y la posibilidad de éxito es bastante elevada. Sin embargo, cada tratamiento requiere que el paciente se ponga en contacto con el sentimiento negativo que quiere eliminar mientras, repetidamente, se da pequeños toques con la yema de los dedos en distintos puntos del cuerpo. La secuencia de los puntos a tocarse tiene que ser aplicada siguiendo un orden específico para poder tener los resultados deseados.

Después de que el Dr. Callahan desarrolló TFT como una nueva técnica psicoterapéutica, una serie de variantes a este tratamiento han sido propuestas y han sido clasificadas como terapias energéticas de los meridanos. Se le conoce en inglés bajo el nombre de "Meridian energy therapies" (MET). Una de las técnicas derivadas de TFT que denota un gran adelanto y éxito ha sido la propuesta por Gary Craig, quien transformó todos los distintos algoritmos del Dr. Callahan y los condensó en una sola técnica. Gary Craig la llamó Técnica de liberación emocional (Emotional Freedom Technique, EFT en inglés).

Atraído por el éxito del Dr. Callahan en curar las fobias en un período de cinco minutos, Gary Craig tomó el curso de

Callahan y, aunque quedo impresionado por los resultados obtenidos, asumió una posición crítica al respecto. Le llamó la atención la rigidez de los distintos algoritmos, los cuales, para ser efectivos tenían que ser aplicados en una secuencia exacta y de acuerdo a la emoción que se estuviera tratando. Es sumamente difícil poder separar las emociones para poder aplicar el algoritmo correspondiente, debido a que una situación concreta puede producirnos al mismo tiempo sentimientos de ira y tristeza, o muchas otras emociones y sentimientos que son difíciles, si no imposibles, de separar. Craig sustentó que en esos casos el tratamiento de Callahan no podía ser efectivo porque requería de un protocolo exacto para cada emoción.

Sabiendo la complejidad de los distintos algoritmos y la dificultad de su aplicación, Craig se propuso la tarea de hacer de la técnica de Callahan un procedimiento mucho más completo, que abarcara toda la gama de emociones y sentimientos, que fuera efectivo, fácil de aplicar y de recordar. De esta forma desarrolló un procedimiento alterno. En lugar de usar los puntos de los meridianos requeridos para cada emoción, desarrolló una sola secuencia que cubría de forma general todas las emociones. Esta nueva secuencia implicaba aplicar ligeros toques a todos los puntos terminales de los meridianos en una forma global, independientemente de la emoción a tratar. De esta manera, por ensayo y error la persona siempre terminaba por tocar el punto energético asociado con la emoción que quería tratar y siempre obtendría resultados positivos. El llamó esta técnica la Técnica de liberación emocional (Emotional Freedom Technique, EFT).

La contribución más importante de EFT es su sencillez. Sólo existe una forma de tratamiento, independientemente de la emoción que se necesite tratar. Este tratamiento cubre todos los puntos terminales de los distintos meridianos y no hay necesidad de memorizar secuencias complicadas para obtener resultados positivos. En las páginas siguientes presentaré una forma resumida del método de EFT.

Quiero enfatizar que este método no es un sustituto de una asesoría psicológica profesional la cual debe ser solicitada en casos de serios trastornos mentales o fijaciones emocionales profundas. Una consulta inicial con un buen psicoterapeuta, o mejor aún, un psicoterapeuta especializado en EFT, podría clarificarle las áreas que necesitan más atención. Para muchos trastornos como el estrés de la vida diaria, miedos, resentimientos, ansiedad, insomnio, fatiga, usted puede usar esta técnica por su propia cuenta y lograr buenos resultados.

La esencia de esta nueva técnica radica en el concepto de que **"la causa de todas las emociones negativas es una interrupción en el sistema energético de nuestro organismo."** Esto implica que los miedos, las preocupaciones, los recuerdos traumáticos, las fobias y todas aquellas emociones negativas que nos perturban, tienen la misma causa: **Una interferencia en nuestro sistema energético.** Esta es una afirmación sumamente sencilla pero con profundas implicaciones; se basa en el hecho de que todos nuestros conflictos emocionales pueden ser manejados y solucionados con el restablecimiento del flujo normal de energía que circula en nuestro cuerpo.

La siguiente analogía puede ayudar a comprender el concepto anterior en una forma más clara. Imagínese un sistema que funciona a base de energía eléctrica, cualquier aparato electrodoméstico que marcha perfectamente cuando está correctamente conectado. Por una u otra razón un fusible interno se le quema y como resultado, el electrodoméstico no funciona debido a que la corriente eléctrica no puede circular pues se encuentra bloqueada. El problema sólo se puede solucionar cuando la conexión dañada se repara y la energía vuelve a circular normalmente. Lo mismo ocurre si aplicamos este concepto a una instalación de luces de Navidad cuyas luces se encuentran todas conectadas en serie a un mismo enchufe. Si uno de los bombillos se quema, la electricidad no puede circular y ninguno de los otros bombillos funciona hasta que el bombillo quemado se reemplace y la energía eléctrica puede circular, restableciendo nuevamente el equilibrio.

Este principio, igualmente se puede aplicar a nosotros mismos. Cuando el flujo de energía se encuentra bloqueado por una emoción negativa se produce una interrupción en nuestro sistema energético. La energía no puede circular normalmente y como consecuencia se produce una respuesta. Esa respuesta se manifiesta en una emoción de miedo, ira, estrés, ansiedad, pánico, etc. Sólo cuando la energía bloqueada se libera, por medio de la serie de pequeños toques en los puntos terminales de los distintos meridianos, se restablece el flujo normal de energía liberándonos permanentemente de la emoción negativa que nos estaba afectando. De esta forma podemos evitar ser víctimas de nuestras propias emociones y transformarnos en la persona que siempre quisimos ser: Segura de si misma, asertiva, creativa, inteligente y calmada. Estas son sólo algunas de nuestras características afectadas cuando hay una interrupción en nuestro flujo normal de energía.

El caso de Marta

El siguiente caso ilustra como la influencia de un ambiente familiar malsano puede limitar por el resto de nuestras vidas, nuestro desarrollo tanto personal como profesional. En tal caso, no sólo nuestra existencia se puede ver afectada sino también la vida de todas aquellas personas con quien nos relacionamos.

Marta, una de mis pacientes de veinticinco años de edad, vino a consulta con un problema que según ella había sufrido desde que tuvo uso de razón. El problema que la aquejaba era que no podía escribir bien y cada vez que tenía que escribir un reporte para sus clases, o aunque fuera una carta de unas cuantas líneas para una amiga, se sentía con mucha ansiedad y con una gran inseguridad. El problema se agudizaba aún más si mientras ella estaba escribiendo en la computadora alguien se le ponía por detrás a mirar lo que estaba escribiendo. Sus sentimientos de inseguridad no tenían ninguna relación con su educación. Marta siempre había tenido éxito en sus estudios y recientemente se había graduado con un postgrado en ciencias biológicas. Al terminar la carrera, le habían ofrecido una posición en una compañía farmacéutica que le requería escribir reportes continuamente. Ella se sentía tan insegura de su habilidad de poder escribir que comenzó a tener ataques de pánico. No podía dormir ni concentrarse en ninguna actividad y estaba seriamente revaluando si debía de aceptar el nuevo empleo o no.

El tratamiento comenzó con una exploración de cuándo había sido la primera vez que ella concientemente se había dado cuenta del problema. Al principio, Marta no podía precisar el momento pero después de tres tratamientos de EFT, recuerdos de su niñez comenzaron a surgir en su mente. Pudo recordar el evento central en su vida cuando ella por primera vez internalizó que no podía escribir bien y que nunca iba a poder tener éxito en su vida profesional. Los padres de Marta tenían creencias muy particulares y ella creció bajo una disciplina muy estricta. La educación era algo importantísimo para su familia. Sus padres tenían la idea de que era mejor para su hija que ellos la educaran en la casa, en lugar de mandarla a la escuela pública donde lo único que haría sería perder el tiempo. Marta claramente podía recordar un dicho que sus padres constantemente repetían, "las letras sólo con sangre entran," implicando con ello que la única forma de aprender era por medio de una disciplina estricta. Sus padres se dieron a la tarea de enseñar a Marta a leer y escribir. Cada vez que la niña cometía un error su mamá la golpeaba en la cabeza llegando algunas veces a ser tan severo el golpe que a Marta le comenzaba a sangrar la nariz; su madre siempre acompañaba los maltratos físicos con abusos verbales denigrantes. Constantemente, le decía a Marta que ella no iba a servir para nada, que era una bruta, que nunca iba a aprender a escribir o a tener éxito en nada de lo que emprendiera en su vida. Un aspecto muy interesante de observar es el hecho de que Marta tenía una hermana que también fue expuesta al mismo tipo de abusos pero no desarrolló los problemas de Marta; al contrario, su hermana creció sin ninguno de los problemas de Marta, segura de si misma, llegando a desempeñar el cargo de profesora universitaria. Esto demuestra que aun y cuando dos personas crezcan en el mismo ambiente, bajo las mismas circunstancias, no necesariamente reaccionan igual.

De acuerdo a la premisa fundamental de EFT, cuando Marta estaba aprendiendo a escribir, la ansiedad que experimentaba produjo una interferencia en su sistema energético; esa interrupción en su sistema energético fue lo que causó su reacción negativa hacia la escritura. Los abusos físicos y verbales, indudablemente, contribuyeron a la reacción traumática de Marta hacia la escritura pero, de acuerdo a EFT, ellos no fueron la *causa* del problema. Esto es una premisa radicalmente diferente de lo que se sostiene en el campo de la psicología tradicional. De acuerdo a EFT, la reacción negativa de Marta (miedo, ansiedad y pánico) no fue causada por el recuerdo de la experiencia traumática de los abusos de su madre cuando la estaba enseñando a escribir, *sino que en realidad lo que le causó el problema de escritura fue su reacción al evento traumático experimentado.* Particularmente, su racionalización inadecuada al identificar "el escribir," o más específicamente, "el cometer un error de escritura," con el miedo a los abusos físicos y verbales. Esta internalización o creencia se produjo con la ayuda de una gran cantidad de energía en forma de dolor e impacto del castigo. Esta energía quedó aunada al recuerdo del evento traumático. Aun y cuando Marta reconoce, conscientemente, que el cometer un error en la escritura no le va a producir ese castigo, su subconsciente no lo puede creer y de esta forma ella sigue reaccionando igual que antes. Cada vez que piensa en tener que escribir algo su trauma reaparece con la misma intensidad con la que fue internalizado en su infancia. Con el proceso de descarga o eliminación de la energía asociada al evento traumático original, el sentimiento de limitación que ella experimentaba, quedó aclarado y disuelto y ese "programa antiguo" dejó de controlarla. Al mismo tiempo, muchos otros de sus traumas asociados con el problema original quedaron a su vez resueltos.

Con la intervención de la psicoterapia tradicional, el tratamiento de Marta hubiese estado dirigido a relatar el evento y a revivir una y otra vez todos los detalles de los abusos físicos y verbales a los que fue expuesta, lo cual se lleva a cabo en un periodo de semanas, meses o tal vez años, causando un profundo dolor emocional. Este proceso ayudaría a Marta a racionalizar el evento, a dejar ir el dolor que le causa y a entender que lo que le ocurrió en su infancia no es relevante en el presente. Este objetivo a veces se cumple parcialmente, pero en la mayoría de los casos no se logra erradicar el problema emocional. La paciente aprende a manejar su angustia, pero no se produce una cura total. En contraposición a este proceso, la función de EFT radica en restablecer la energía bloqueada y toda la energía negativa adherida al recuerdo. En el tratamiento de EFT, la única referencia al recuerdo traumático es con el propósito de investigar la causa; la paciente no tiene que revivir la situación. En el caso de Marta, su curación total se efectuó en dos sesiones de cuarenta y cinco minutos cada una. Al final, Marta decidió aceptar el nuevo trabajo y todo le está saliendo bien. Recientemente, me informó que cada vez que siente alguna emoción negativa ligeramente asociada con su escritura, ella misma se aplica un tratamiento de EFT y se libera de cualquier molestia. El tratamiento de EFT no eliminó el recuerdo de la experiencia traumática que le tocó vivir a Marta durante su infancia; sin embargo, al eliminar la energía negativa asociada a ese recuerdo, el recuerdo de la situación ya no tiene ningún efecto sobre sus sentimientos y por lo tanto, no tiene ningún poder sobre ella. Los tratamientos psicoterapéuticos tradicionales tratan el recuerdo del abuso, mientras que para el tratamiento con EFT el recuerdo no es la causa del trauma sino simplemente un elemento que contribuye a éste.

La ventaja de esta nueva técnica de total liberación emocional estriba en la capacidad que todos y cada uno de nosotros tenemos de ponerla en práctica. Puede implementarla sin necesidad de largas y dolorosas sesiones de terapia intensiva y ponerla en práctica por si mismo(a) para eliminar todo tipo de emoción negativa, en la privacidad de su hogar y en el momento que considere apropiado. Puede eliminar todos los traumas del pasado que ponen límite a su propio desarrollo personal, al igual que puede eliminar la persistencia de mensajes autodestructivos que controlan su forma de pensar y actuar, poniendo freno al desarrollo de toda su potencialidad.

Hay innumerables evidencias que respaldan la efectividad de EFT. Esta técnica ha ayudado a miles de personas en todo el mundo. Los profesionales del campo de la salud mental, médicos generales, psicoterapeutas y especialistas en medicina alternativa están usando la técnica de EFT en sus prácticas diarias. Miles de casos han sido reportados en la página de internet de G. Craig, atestiguando el éxito logrado con la implementación de dicha técnica. Sin embargo, lo más extraordinario de EFT es que está al alcance de cualquier persona, no se necesita ser un especialista para obtener los mismos resultados con su uso persistente.

Además de las cuantiosas evidencias cualitativas que reportan la efectividad de los tratamientos con EFT, esta nueva técnica está comenzando a ser verificada en experimentos de laboratorios científicos con variables controladas. Los resultados que se han obtenidos han demostrado ser muy positivos. Un estudio que se considera el primero en su clase (Wells et al, 2003) ha demostrado la efectividad de EFT en el tratamiento de animales que sufren de fobias. Swingle et al. (2004) demostró que existen efectos fisiológicos como resultado de la exitosa implementación de EFT. A los participantes de la investigación se les sometió a un examen antes y después del experimento, con el propósito de evaluar diecinueve localizaciones cerebrales, (llamado también mapa cerebral), por medio de un procedimiento conocido como QEEG (Encefalograma cuantitativo).

El QEEG convierte las ondas del cerebro a valores cuantitativos que reflejan la frecuencia y amplitud de las ondas cerebrales, así como la actividad del cerebro en distintas partes del mismo. Los resultados indicaron que la neurofisiología puede ser usada para medir los efectos del tratamiento de EFT. Algo aún más relevante fue el haber descubierto que la aplicación exitosa de un tratamiento de EFT se refleja en cambios positivos fisiológicos, demostrando de esta forma que los resultados obtenidos no son producto de auto sugestión. Igualmente, la investigación antes señalada corroboró que las respuestas fisiológicas van paralelas a los tratamientos psicológicos. Muchas personas que usan EFT para tratar problemas psicológicos han reportado igualmente beneficios en el tratamiento de dolencias fisiológicas. EFT sólo requiere que el usuario siga un protocolo muy sencillo de toques en distintos puntos, una sincronización mental con la emoción negativa que se quiere erradicar y unos pocos minutos de su tiempo.

Para determinar el grado de beneficio emocional obtenido con el tratamiento, es de vital importancia que antes del tratamiento usted se ponga mentalmente en contacto o evoque la emoción negativa que quiere eliminar y se haga a sí mismo la siguiente pregunta: ¿Cuál es "la unidad subjetiva de estrés? Esta unidad tiene una escala que va del 1 al 10; el uno indica no estrés o dolor emocional de ningún tipo y el 10 representa el máximo dolor, un dolor emocional insoportable. ¿Qué tan afectado me siento con esta emoción o sentimiento? El número que usted le asigne para determinar la intensidad del dolor va a ser el indicador que le servirá de referencia para determinar la efectividad del tratamiento. Si después del tratamiento el número obtenido no ha bajado a 1, esto le indica que tiene que hacerse otra secuencia de toques en los mismos puntos. EFT es extremadamente efectivo y en muchos casos sólo tienen que hacerse una sola secuencia de toques para bajar la emoción negativa de 8 a 1. En otros casos, varios tratamientos completos serán necesarios para poder obtener los resultados deseados. He allí la importancia de siempre usar la escala, úsela como medida para saber si hay que repetir el tratamiento o no. Si consideramos que la aplicación del tratamiento completo sólo toma unos pocos minutos, es relativamente irrelevante si le toca hacerse varios tratamientos completos, porque sólo le tomarán muy poco tiempo y a cambio de esto podrá obtener resultados valiosísimos, erradicando patrones negativos de conducta y sentimientos indeseables que le han coartado y limitado su vida.

"Aprender a olvidar es más un placer que un arte"

Baltazar Gracián

"Solo tienes que confiar en ti mismo para saber como vivir."

Goethe.

5.

Planificación de un tratamiento adecuado con la técnica de EFT

Consideraciones generales

La aplicación de un tratamiento usando la técnica de EFT es sumamente sencilla. Lo primero que tiene que hacer es ponerse en contacto con la emoción que quiere eliminar; esto se logra, sintonizando o armonizando sus pensamientos con el sentimiento asociado al recuerdo que le causó la emoción negativa. Este es un paso fundamental para obtener los beneficios que busca con la aplicación de esta técnica. Es indispensable ser bien específico. No se debe considerar la emoción que quiere eliminar en términos generales, lo cual es un error muy común que se comete cuando se comienza a usar EFT. Por ejemplo, *"Tengo miedo a la gente autoritaria," "Yo no soy una persona inteligente", "Mis padres siempre me desvalorizaron."* Estos ejemplos son considerados sumamente generales. Todas estas emociones fueron originadas por eventos específicos, en base a los cuales se debe trabajar para eliminar la emoción negativa que se encuentra subyacente en dichos eventos.

La afirmación general *"Tengo miedo a la gente autoritaria"* se debe de dividir o separar en los eventos o situaciones específicas que contribuyeron a crear ese miedo. El paso siguiente es aplicar tratamientos de EFT a cada uno de los incidentes que contribuyeron a crear ese miedo a la gente con autoridad; de esa forma la emoción negativa arraigada a cada evento queda esclarecida.

Por ejemplo, el miedo a personas autoritarias puede ser clarificado tomando en consideración las siguientes situaciones concretas:

"Mi papá me castigó muy severamente cuando llegué a casa y le mostré mi reporte con una C en biología."

"Cuando sólo tenía 10 años, la directora del colegio me devolvió a casa porque mis padres no habían pagado la matrícula del colegio."

"Mi supervisora me ridiculizó en frente de todos mis compañeros de trabajo en la reunión del mes pasado."

Otro ejemplo ilustrativo de una afirmación demasiado general es el siguiente: *"Tengo miedo de caer en la pobreza."* Esta tiene que ser dividida en los diferentes elementos que la componen:

"Cuando yo tenía ocho años, todas mis amigas tenían los juguetes que estaban de moda, pero yo era tan pobre que no tenía ninguno."

"Cuando apenas tenía doce años, mi papá perdió el trabajo y al poco tiempo recibimos un aviso informándonos que debíamos desalojar la casa porque no podíamos pagar el alquiler."

"Cuando la fábrica fue adquirida por otra compañía, me dieron de baja y nunca me volvieron a contratar."

Cada uno de estos eventos tiene consigo un componente emocional que integra el miedo a la pobreza. Por lo tanto, es necesario aplicar el tratamiento de EFT a cada uno de esos componentes.

El siguiente paso consiste en evaluar la emoción con el uso de la "unidad subjetiva de estrés" (USE). Esta escala es un indicador psicológico cuantitativo elaborado con el propósito de medir subjetivamente el nivel psicológico de estrés. La escala va del 1 al 10; el 1 no representa ningún tipo de malestar emocional, mientras que el 10 indica un máximo de estrés. El número que usted le asigne a su estado emocional le va a servir como un indicador que le permitirá comparar su estado emocional antes y después del tratamiento y de esa forma evaluar su progreso para saber si necesita aplicar otra secuencia de tratamiento o no.

Una vez evaluada la intensidad de la emoción se procede a aplicar la secuencia de pequeños toques. Esto implica la estimulación de los puntos terminales de los meridianos energéticos, siguiendo un orden específico. En el capítulo siguiente está descrita en detalle la localización, así como también el orden de cada uno de los puntos terminales de los meridianos. Al principio, se recomienda que siga la secuencia do los puntos usando el libro como referencia, pero el procedimiento es tan sencillo que pronto se dará cuenta lo fácil que es de memorizar. Le servirá de ayuda el recordar que los puntos van siguiendo la dirección de arriba hacia abajo.

Es importante clarificar que ambas técnicas, EFT y TFT, son efectivas pero EFT que se derivo de TFT, es mucho más sencilla y eficiente. En TFT la secuencia de pequeños toques varía con cada emoción; por lo tanto, hay muchos protocolos que aprenderse, se hace complicado y difícil de memorizar. Por otra parte, es muy complejo determinar que emoción se necesita tratar con el propósito de seleccionar el protocolo correcto, particularmente, si tomamos en consideración que en muchos casos experimentamos, simultáneamente, más de una emoción. En cambio EFT presenta una secuencia única que no cambia. Sólo necesita aprender una secuencia para aplicarla a cualquier sentimiento que quiera erradicar, esto se logra basado en el principio de que tratando todos los puntos con la pequeña secuencia de toquecitos en cada punto energético, se puede estar seguro de que se va a activar el punto requerido. Es por su sencillez y efectividad que EFT es el foco de este libro.

Antes de presentar en el próximo capítulo los puntos energéticos comprendidos en el tratamiento de EFT y la secuencia de toques requeridos, expondré el caso de uno de mis pacientes con el propósito de ilustrar algunos de los aspectos de EFT antes mencionados: (1) Es extremadamente efectivo en eliminar emociones negativas profundas; (2) el paciente no necesita creer en la efectividad de la técnica para poder obtener un beneficio total con su aplicación; (3) su sencillez le permite al usuario, incluyendo niños, aplicarse el tratamiento por sí mismo, en unos pocos minutos; y (4) cuando se eliminan emociones negativas profundas esto, generalmente, trae consigo el alivio de otros problemas emocionales y físicos asociados con el problema original subyacente en el subconsciente. Este último aspecto está relacionado con la forma en la cual los pensamientos y las emociones están vinculados unos a otros por medio del proceso de asociación y semejanza. Usted se podrá dar cuenta por sí mismo, que al eliminar algunos sentimientos traumáticos, otras emociones negativas relacionadas con este sentimiento también se eliminan sin que usted, conscientemente, se dé cuenta de ello.

El caso de Mateo

Mateo es un hombre de 37 años de edad que vino a buscar ayuda motivado por los sentimientos que lo aquejaban de profundo estrés, insomnio y espasmos musculares. El dolor muscular era tan severo que sólo conseguía alivio temporal con calmantes y relajantes musculares. Como estaba confrontando problemas en el trabajo, él le atribuía todos estos trastornos a las condiciones laborales. Después de varios tratamientos sus malestares físicos y emocionales seguían casi iguales.

Por medio de una exploración más profunda de los acontecimientos que estaban ocurriendo en su vida, fue posible descubrir la verdadera causa de sus trastornos físicos y emocionales. La esencia del problema radicaba en que se aproximaba la fecha de una gran reunión familiar. Él se las había ingeniado para evadir compartir con su familia por un período de más de ocho años, inventando disculpas de distintos tipos. Pero esta vez no tenía alternativa; la familia entera había decidido que todos viajarían desde distintas partes del país para reunirse en su casa. Entre todos rentaron una casa en la playa con el propósito de tener suficiente tiempo para disfrutar la compañía mutua. La sola idea de pensar que estaría con su mamá y sus hermanos ponía a Mateo muy ansioso. Él percibía a su mamá como una persona que se quejaba de todo, que todo le molestaba y no encontraba nada bien, pues tenía una necesidad constante de atención. Cuando él estaba pequeño, sus hermanos abusaron de él física y verbalmente. Los maltratos continuaron durante su adolescencia y aun en la edad adulta.

Su mamá vivía en Australia y estaba muy mayor. Cada fin de semana cuando Mateo la llamaba por teléfono, al final de la conversación le decía que lo que ella más quería en su vida era ver a todos sus hijos en armonía y que no quería morirse sabiendo que no había paz entre los miembros de la familia.

Mateo sentía que esa reunión familiar podría ser la última vez que vería a su madre viva. En oportunidades anteriores él había tratado de resolver los problemas que tenía con sus hermanos. Después de un extenso tratamiento psicoterapéutico le fue posible restablecer la comunicación con todos ellos, pero la familia entera no se había reunido bajo el mismo techo desde que Mateo se había ido a estudiar a la universidad, hacía muchos años. Las pocas oportunidades en las que se habían reunido por momentos breves, siempre culminaban en una discusión que traía a colación recuerdos amargos del pasado. Mateo quería experimentar con EFT porque había oído de la efectividad de la técnica en los tratamientos de casos de ansiedad y los resultados positivos obtenidos en un período de tiempo muy corto. También le llamaba la atención el hecho de que podía seguir usando la técnica por su propia cuenta para tratar otros problemas emocionales.

Al principio, él tenía dudas y estaba reacio a creer que la técnica podría ayudarlo a tratar su problema de ansiedad. Claramente le expliqué que no tenía que creer en la efectividad de EFT para obtener resultados. Sin embargo, desde el principio con sólo cuatro rondas completas de tratamiento su nivel de ansiedad disminuyó de 8 a 3. Este caso tomó varias sesiones debido a que cuando el nivel de ansiedad bajaba, surgían otros sentimientos relacionados con su conflicto familiar. Recuerdos de distintas situaciones familiares desagradables surgían en su mente. Se sentía con rabia hacia su madre por no haberlo protegido de los maltratos a los que fue objeto por parte del padre y hermanos. Sentía rabia, vergüenza y profunda tristeza. Experimentaba una serie de sentimientos encontrados, los cuales él pensaba que había superado con los tratamientos psicológicos anteriores.

Con el tratamiento de EFT, generalmente, ocurre que una vez que la persona ha eliminado todas las emociones negativas asociadas con un evento en particular, otras emociones, directa o indirectamente relacionadas con el mismo trauma, tienden a surgir. Una analogía muy simple, pero que ilustra la relación que existe entre lo que ocurre con las emociones y la práctica de EFT, es la comparación de las emociones con un bulbo tunicado tal y como la cebolla cuando se trata de pelar sus capas. Mientras se descubren y eliminan emociones negativas, otras tienden a surgir a la superficie de la consciencia hasta que se llega al punto en que todas las "capas" son eliminadas.

Los problemas más importantes de tratar son aquellos que tienden a repetirse y que resurgen cada vez que enfrentamos una situación que se asemeja a ellos. Para encontrar los problemas centrales de la personalidad es recomendable que la persona se ponga en contacto consigo misma y examine, exhaustivamente, sus hábitos y sus limitaciones. Por ejemplo, si usted se enfada cada vez que alguien está en desacuerdo con su opinión, o si confronta un miedo fuera de lo normal cada vez que tiene que hablar en público, las posibilidades son altas de que ese comportamiento represente matrices o esencias importantes de su personalidad que deben ser tratados. Esos aspectos fundamentales son los que sirven de indicadores de situaciones no resueltas que se encuentran saturadas con emociones negativas, las cuales deben ser limpiadas o esclarecidas. En muchas oportunidades, después de tratar un trauma central con EFT, otros eventos traumáticos o dolencias físicas asociadas con dicho trauma central tienden a ser eliminados. Cuando esto ocurre, nos preguntamos el por qué no reaccionamos de la misma forma en que usualmente lo hacíamos, cuando confrontábamos situaciones que en el pasado eran suficientes para hacernos perder el control.

Después de la reunión familiar, cuando Mateo regresó a su próxima cita, me comentó que durante toda la semana que estuvo con su familia en ningún momento se involucró en ningún tipo de discusión con sus hermanos. No se sintió cercano a ellos pero permaneció relajado y sorprendentemente tranquilo. No sintió la necesidad de escapar como usualmente ocurría sino que, en general, tuvieron "conversaciones civilizadas." También comentó que se sorprendió a sí mismo por la forma en que pudo interactuar con su mamá. Reaccionó con amor, le oyó atentamente todas sus quejas sin ponerse molesto. El recuerdo de todos los maltratos a los que fue expuesto aun siguen con él, pero Mateo no siente la ira y el resentimiento que antes lo atormentaban. Expresó que había encontrado tranquilidad, alivio y perdón en su corazón. Cuando Mateo resolvió su problema emocional, como resultado colateral todos los malestares físicos que lo aquejaban también desaparecieron.

Uno de mis pacientes regulares, recientemente, me comentó que ha estado usando EFT para su problema de ansiedad debido a que se sentía intimidado por su supervisor. Después de haber estado trabajando en sus problemas de autoestima, de respeto por sí mismo y de sentirse víctima de todos los que le rodeaban, reportó que había notado que algo muy interesante le había ocurrido. Se sentía irritado por la actitud de uno de sus colegas el cual mi paciente describía como "el sábelo todo," constantemente interrumpiendo a todo el mundo e imponiendo su opinión y puntos de vista a los demás. Después de que mi paciente resolvió el problema original con su supervisor, no se sintió molesto por la actitud dominante de su colega. Cuando en las reuniones de trabajo su colega levantaba la voz e interrumpía al que estuviera hablando, él notó que en lugar de rabia sentía compasión por esa necesidad imperiosa de atención y ya no experimentó ningún sentimiento negativo.

"La memoria es como un trabajador arduo que lucha por establecer una fundación permanente en medio de las olas del cambio."

Marcel Proust.

"Y así es como desperdiciamos nuestra vida: El pasado llega a ser una barrera, nos atrapa, nos encierra dentro de algo que ya no existe. Nos deja estancados, inertes en la muerte misma. Mientras acumulamos más experiencia y madurez, las capas de experiencias inútiles, muertas, nos asfixian haciéndose más y más gruesas sobre nosotros. Te aíslas más y más, poco a poco todas las ventanas se van cerrando. Existes, pero alienado, sin lugar. Dejando de tener contacto y comunicación con la vida."

Osho.

6.

Procedimiento para la aplicación de un tratamiento usando EFT

Lo tiene siempre a su disposición: ¡Está en sus manos!

PREPARACIÓN PREVIA

La aplicación de un tratamiento de EFT es extremadamente sencilla, pero requiere una serie de pasos precisos, los cuales se encuentran descritos posteriormente. Seguidamente encontrará la versión resumida de los pasos básicos para la autoaplicación de un tratamiento de EFT, los cuales son suficientes para iniciarle en la práctica de la técnica. Para más información referente a TFT y EFT, por favor, consulte las direcciones electrónicas que se encuentran en la lista de referencias; las mismas contienen sugerencias y consejos valiosos al igual que nuevas técnicas desarrolladas por personas de distintas partes del mundo. Algunos de los usuarios se especializan en tópicos concretos, tales como dependencia, insomnio, prosperidad, dolencias físicas y obesidad, entre muchos otros.

Decida cual va a ser el sentimiento negativo a tratar

El primer paso a seguir en la aplicación de un tratamiento de EFT es decidir cuál va a ser el sentimiento negativo que se quiere eliminar; esto se logra poniéndose en contacto con el recuerdo de la emoción negativa, enfocando la mente en una situación concreta relacionada con esa emoción. Al seguir este paso sea bien preciso.¿ Se siente angustiado por la reunión de trabajo que se le aproxima? ¿Está nerviosa por la presentación en público que le toca hacer o el reporte que tiene que entregar? ¿Tiene rabia con alguien o con algo? ¿Se siente triste cada vez que ve a alguien en particular? Confíe en sus sentimientos y su intuición. Si se siente incómoda cada vez que se presentan ciertas situaciones o en presencia de alguien, ese sentimiento es un indicativo de que hay situaciones no resueltas, por lo tanto hay emociones negativas adheridas a ello; esos aspectos deben ser explorados y resueltos.

Una vez que haya decidido eliminar una emoción negativa, debe evaluar su intensidad usando una escala de evaluación del 1 al 10. En dicha escala, 1 indica que no tiene ninguna intensidad, mientras que 10 demarca lo contrario, máxima intensidad. Con el uso de éstos rangos se logra un grado de objetividad que sirve para medir la intensidad de la emoción y determinar la efectividad del tratamiento.

Evoque el sentimiento o emoción

Después de haber decidido la emoción negativa a eliminar y de haber evaluado su intensidad, puede proceder a la aplicación del tratamiento mientras que, conscientemente, concentra su atención en la emoción negativa que quiere erradicar. Este paso requiere un esfuerzo consciente para recordar la situación estresante que trae consigo sentimientos negativos. Mantenga su concentración en ese sentimiento negativo a lo largo de todo el proceso.

Por ejemplo, digamos que se siente nerviosa porque tiene una entrevista de trabajo o tiene que dar un discurso a un público numeroso y desea eliminar ese sentimiento de nerviosismo para poder tener control sobre sí misma y hacerlo de la mejor forma posible. Durante el tiempo en que se está aplicando el tratamiento, debe de concentrar su atención en los sentimientos de inseguridad y nerviosismo que esta situación le produce; para lograrlo, imagínese que está en la entrevista o parada en el podio dando el discurso, sintiéndose muy nerviosa y con mucho estrés. Al tiempo que se da los toques con los dedos en los distintos puntos terminales de los meridianos, imagínese el evento y sienta la emoción negativa.

Si desea eliminar una emoción negativa relacionada con un evento que ocurrió en el pasado, necesita recordar la situación en su momento crítico. Por ejemplo, si desea eliminar la rabia relacionada con un incidente cuando fue abusada verbal o físicamente, debe recordar el incidente tal y como ocurrió mientras se da los toques en los distintos puntos energéticos. Esto podría resultar un poco difícil puesto que trae a la memoria momentos dolorosos, pero no necesita explorar la emoción en su máxima profundidad. Necesita sincronizarse con la emoción pero no tiene que revivir todo el dolor en su máxima intensidad. Si durante el tratamiento siente que necesita respirar profundamente o temblar, déle paso a esos sentimientos y hágalo. El descargar la energía puede expresarse en cualquier forma que considere apropiada.

Es importante enfatizar que para erradicar la emoción negativa, el tratamiento tiene que ser bien específico. Si quiere eliminar la rabia acumulada hacia cierta persona necesita distinguir esa emoción de las otras que pueda sentir hacia la misma persona. Esto es especialmente importante si conoce a esta persona desde hace algún tiempo y su interacción con ella ha sido conflictiva. Por ejemplo, si se siente incómodo en presencia de un colega o un familiar, esa emoción está compuesta de diferentes sentimientos: Rabia por algo que ocurrió en el pasado y que quedó sin aclarar, tristeza porque está en desacuerdo con el comportamiento de esta persona hacia los demás y tal vez atracción porque se siente intrigado por ciertos aspectos de su personalidad. Estos son sentimientos que se encuentran adheridos unos a otros en forma de capas y guardados en el subconsciente de una manera compleja. En estos casos, se debe proceder con la aplicación de un tratamiento de EFT para cada uno de los eventos concretos que contribuyeron a crear los sentimientos negativos que guarda, eliminando así cada una de esas emociones. Por ejemplo, aplíquese un tratamiento para eliminar la rabia y repítalo hasta que consiga un valor de 1 en la escala o sea hasta que la rabia quede resuelta. Continúe con otro tratamiento enfocando su mente en un evento en el cual se sintió con tristeza cuando vió a la persona comportarse de una manera inapropiada hacia los demás; de esa forma resuelve la emoción de tristeza. Subsecuentemente, aplíquese otro tratamiento en el cual enfoque su mente en un evento o un aspecto de esta persona que lo hace sentir intrigado. Continúe con este proceso hasta que todos los sentimientos de incomodidad que sentía hacia esa persona hayan quedado   aclarados, recordando que cada tratamiento tiene que ser aplicado hasta que llegue a 1 en la escala antes referida.

Seleccione una afirmación apropiada

Mientras se pone en contacto con la emoción negativa que quiere eliminar y se da los pequeños toques en los distintos puntos energéticos, debe repetir verbalmente una afirmación relacionada con el sentimiento a eliminar. Una afirmación positiva muy popular entre las personas que usan EFT es la siguiente:

"Profunda y completamente me acepto como soy, aunque tengo este/esta (problema o sentimiento, rabia, miedo, culpabilidad, angustia, etc.)"

Algunos especialistas en la técnica de EFT recomiendan seleccionar una afirmación positiva que enfatice la superación del sentimiento negativo que se esté tratando. Las siguientes afirmaciones constituyen una lista de ejemplos:

"Aun y cuando me siento nerviosa por esta presentación, decido sentirme calmada y relajada."

"Aun y cuando tengo tanta rabia con Luis, lo perdono y decido sentirme en paz conmigo mismo."

"Aun y cuando me siento muy triste por lo que pasó anoche, decido no darle importancia y ser feliz."

"Aun que me siento avergonzada por lo que hice, pido perdón y al mismo tiempo me perdono a mí misma."

"Aun y cuando me da miedo postularme para una promoción, confío en mí misma y decido sentirme calmada y relajada."

"Aun y cuando (sustituir por el nombre de la persona) abusó de mí cuando era sólo una niña, lo(a) perdono, le deseo lo mejor y lo(a) dejo fuera de mi vida."

Estas afirmaciones tienen dos componentes: La primera

parte reconoce el sentimiento negativo y la segunda ofrece una frase de control y poder sobre los sentimientos propios, es decir, una resolución para sobreponerse al problema. Hay que tener en cuenta que el subconsciente es susceptible a las sugerencias verbales. Una selección cuidadosa de la afirmación positiva es muy efectiva cuando se dice repetidas veces, al mismo tiempo que armoniza su mente con el sentimiento negativo específico que quiere eliminar y a su vez se da los pequeños golpecitos en cada uno de los puntos energéticos.

Para desarrollar la frase use su sentido común. Construya una frase que tome en consideración el problema. Pregúntese así misma(o) ¿cuál es el problema? La respuesta que obtenga constituirá el eje fundamental de la frase.

Estimulación física: Toques en los centros energéticos o puntos terminales de los meridianos

Cada tratamiento de EFT está integrado por una secuencia de pequeños toques en ciertas partes del cuerpo. El tratamiento se concentra en esos sitios debido a que ellos constituyen los puntos terminales de los meridianos o centros energéticos en la piel. Al estimular estos puntos, por medio de los pequeños toques, la energía que se genera se dirige a la localización exacta en donde se encuentra el bloqueo emocional preservado en el subconsciente. La localización del área de pensamiento donde se encuentra "almacenada" la emoción que se quiere erradicar se consigue cuando armonizamos nuestro pensamiento con el sentimiento o emoción a ser eliminado. La estimulación de los puntos energéticos causa el desahogo de la energía relacionada con la emoción negativa; cuando esa energía queda liberada el flujo normal de energía se restablece. La estimulación de los centros energéticos se logra por medio de los pequeños toques con la yema de los dedos de cualquiera de las dos manos. Generalmente, se recomienda el uso de la mano con la que escribe, usando el dedo índice y el medio. Con dos dedos se cubre un área mayor y se tiene la seguridad de que se está estimulando el centro energético deseado sin tener que concentrarse demasiado en su posición exacta.

Aplíquese los pequeños toques de manera firme, pero ni muy fuerte que se haga daño o se le forme un hematoma, ni muy suave que no los sienta. Aproximadamente unas 10 veces en cada punto, pero no se preocupe por contar. La frecuencia y rapidez de los toques son a criterio propio, usted las determina. Los toques se dan con la yema de los dedos, repetidamente. Con la práctica, usted encontrará la velocidad y frecuencia con la que se sienta más cómodo.

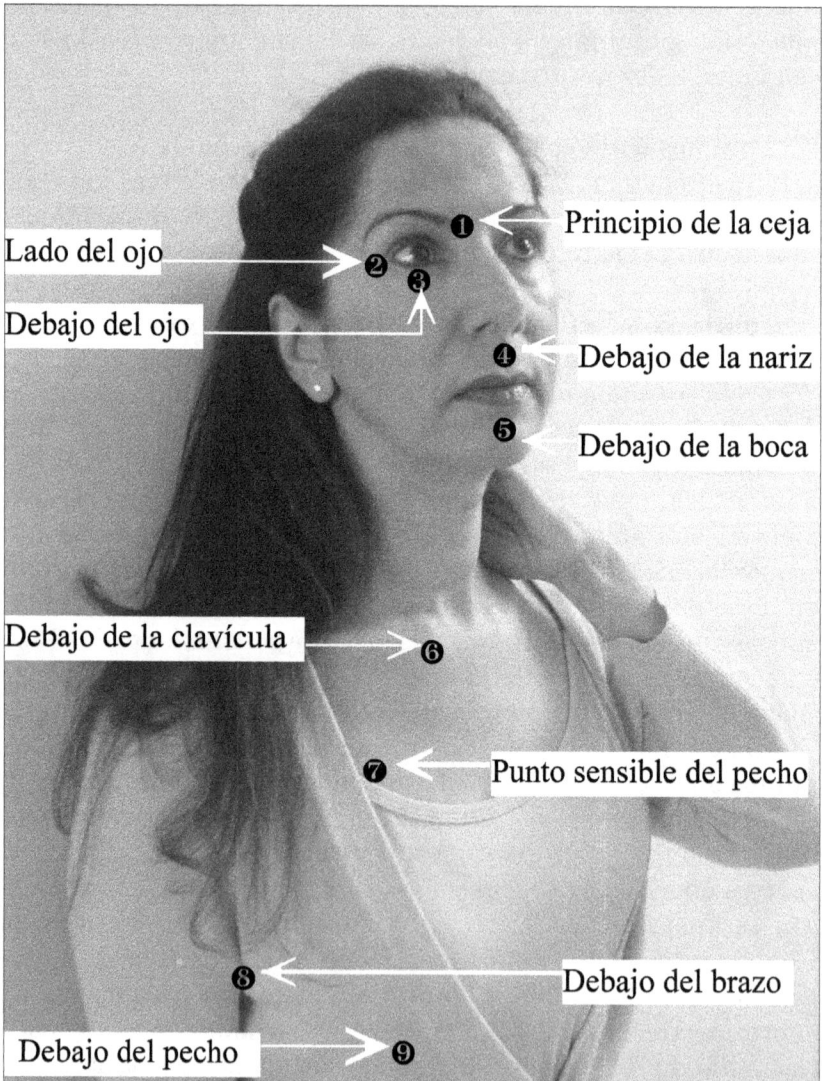

Figura 6.1: Puntos terminales de los meridianos energéticos en la cara y el pecho para un tratamiento de EFT

La técnica de EFT comprende el uso de quince puntos

terminales de los meridianos y el tratamiento consiste en darse pequeños toques en cada uno de esos puntos en el orden indicado. Revise, cuidadosamente, la descripción al igual que las figuras 6.1, 6.2 y 6.3 para memorizar su ubicación. Los puntos energéticos están localizados en ambos lados del cuerpo; en otras palabras, cada punto en el lado derecho de la cara, el pecho y la mano tiene su contraparte en el lado izquierdo, respectivamente. Puede aplicarse un tratamiento dándose la secuencia de toques en cualquiera de los dos lados o si prefiere, puede darse los toquecitos en ambas partes del cuerpo al mismo tiempo, usando las dos manos.

A continuación encontrará la descripción de los puntos energéticos. Cuándo esté tratando de aprenderse su ubicación, recuerde que los números han sido asignados en una secuencia que va en forma descendente, de la cabeza hacia abajo. Los números se refieren a los de las figuras números 6.1, 6.2 y 6.3:

1. *Principio de la ceja y nacimiento de la nariz*. Al principio de la ceja, justamente encima y a un lado de la nariz (Figura 6.1).
2. *A un lado del ojo.* En el hueso que bordea la parte exterior del ojo, justo en la esquina o rabillo del ojo (Figura 6.1).

3. *Debajo del ojo.* En el hueso del pómulo, debajo del ojo, aproximadamente a medio centímetro debajo de la pupila (Figura 6.1).

4. *Debajo de la nariz*. En el pequeño espacio localizado entre la parte debajo de la nariz y el labio superior (Figura 6.1).

5. *Debajo de la boca.* Justo en el medio, en el punto ubicado entre la parte debajo del labio inferior y la quijada, en la hendidura ubicada entre esos dos puntos (Figura 6.1).

6. *Debajo de la clavícula*. El punto donde se unen la clavícula, el esternón y la primera costilla. Para localizarlo primero ponga el dedo índice en la hendidura superior que tiene como una forma de U (justo donde los hombres le hacen el nudo a la corbata); desde la parte de abajo de esa cavidad en forma de U, mueva el dedo hacia abajo (como siguiendo la

dirección que va hacia el ombligo) pero sólo por unos 3 centímetros y luego muévalo a la derecha o izquierda 3 centímetros (Figura 6.1).

7. *Punto sensible del pecho*. Este es el punto donde a veces los ganglios linfáticos se congestionan y debido a ello se siente un pequeño dolor. Para localizarlo ponga el dedo índice en la base de la garganta (donde los hombres le hacen el nudo a la corbata), en la unión de los huesos en forma de U; mueva el dedo hacia abajo, aproximadamente 10 centímetros, en dirección hacia el ombligo y luego hacia la derecha o izquierda por 10 centímetros, encima del pecho (Figura 6.1).

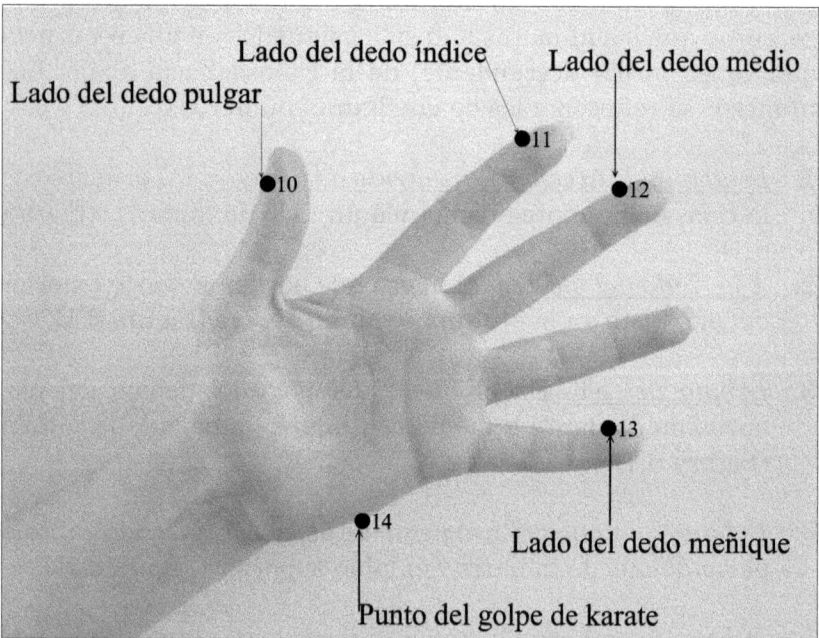

Figura 6.2: Puntos terminales de los meridianos energéticos en las manos para un tratamiento de EFT

8. *Debajo del brazo*. En el costado del cuerpo. En el hombre se encuentra exactamente al mismo nivel de la tetilla. En la mujer, se localiza a unos 10 ó 15 centímetros debajo de la axila, en medio de la tira del sostén (Figura 6.1).
9. *Debajo del pecho*. Para los hombres, 5 centímetros debajo de la tetilla. Para las mujeres, aplíquese los toques debajo del

busto, donde la piel del seno se une a la pared del pecho (Figura 6.1).

10. *A un lado del dedo pulgar*. En la parte externa del dedo pulgar, en el punto ubicado al mismo nivel de la base de la uña (Figura 6.2).

11. *A un lado del dedo índice*. En la parte exterior del dedo índice (en el lado que da al dedo pulgar), en el punto ubicado al mismo nivel de la base de la uña (Figura 6.2).

12. *Al lado del dedo medio*. A un lado del dedo medio, (el lado que da hacia el dedo pulgar), en el punto ubicado al mismo nivel de la base de la uña (Figura 6.2).

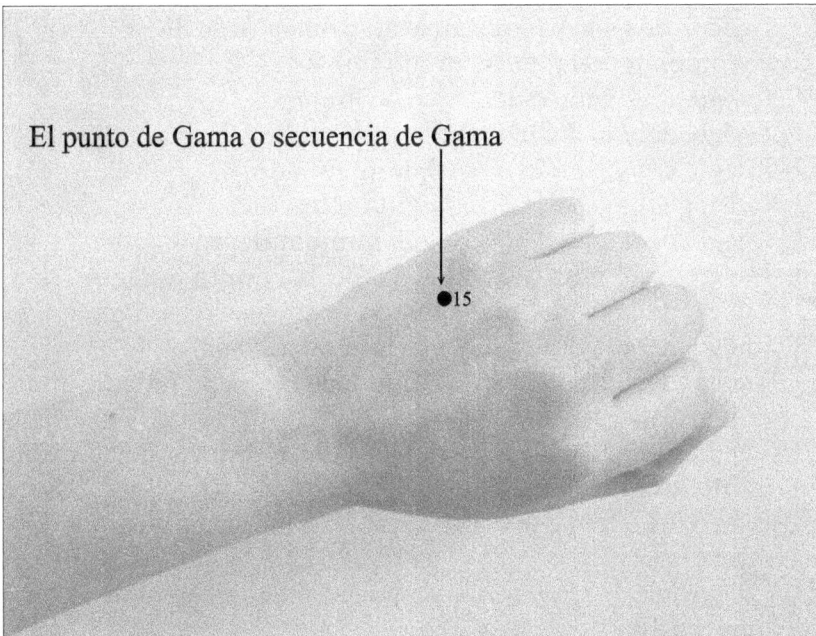

El punto de Gama o secuencia de Gama

●15

Figura 6.3: El punto de Gama o secuencia de Gama

13. *A un lado del dedo meñique*. A un lado del dedo meñique, (en el lado que da hacia el anular), en el punto localizado al mismo nivel de la base de la uña (Figura 6.2).

14. *El punto con el que se da un golpe de Karate*. En el centro de la parte más carnosa de la mano, del lado exterior, en el

punto ubicado entre la parte superior de la muñeca y la base del dedo meñique (como si fuese a dar un golpe de kárate en las artes marciales) (Figura 6.2).

15. *El punto de Gama o secuencia de Gama*. En el dorso de la mano, entre los huesos del dedo anular y el dedo meñique, en la pequeña hendidura que se encuentra ubicada entre estos dos dedos (Figura 6.3).

Secuencia a seguir en el toque de los puntos

La secuencia y el orden de los puntos energéticos para poner en práctica la aplicación de un tratamiento, son los siguientes:

❑ Primero, dése los toquecitos en la parte de la mano con la que se da un golpe de Karate, punto número 14.

❑ Luego, dése los toquecitos al principio de la ceja, en el nacimiento de la nariz, punto número 1.

❑ Luego, a un lado del ojo, punto número 2.

❑ Luego, debajo del ojo, punto número 3.

❑ Luego, debajo de la nariz, punto número 4.

❑ Luego, debajo de la boca, punto número 5.

❑ Luego, debajo de la clavícula, punto número 6.

❑ Luego, en el punto sensible del pecho, punto número 7.

❑ Luego, debajo del brazo, a un lado del cuerpo, punto 8.

❑ Luego, debajo del pecho, punto número 9.

❑ Luego, dése los golpecitos a un lado del dedo pulgar, punto número 10.

❑ Luego, dése los pequeños toques a un lado del dedo índice punto número 11.

❑ Luego, dése los golpecitos a un lado del dedo medio, punto número 12.

❑ Luego dése los toquecitos a un lado del dedo meñique, punto número 13.

❑ Luego, aplíquese los pequeños toques a la secuencia de Gama, punto número 15, mientras que al mismo tiempo ejecuta los siguientes ejercicios, sin mover la cabeza, sólo los ojos.

■ Abra los ojos por, aproximadamente, 2 segundos (si es que los tenía cerrados).

■ Cierre los ojos por, aproximadamente, 2 segundos.

- Abra los ojos y mire hacia abajo y a la izquierda por, aproximadamente, 2 segundos.
- Mire hacia abajo y hacia la derecha por dos segundos.
- Gire los ojos al rededor como haciendo un círculo con ellos en la dirección de las manecillas del reloj por, aproximadamente, 2 segundos.
- Gire los ojos en la dirección opuesta a la anterior por, aproximadamente, 2 segundos.
- Entone una canción (la que quiera, por ejemplo: Cumpleaños feliz,...) por, aproximadamente, 2 segundos
- Cuente del 1 al 5.
- Nuevamente entone una canción por, aproximadamente, 2 segundos.

❐ Repita toda la secuencia: Dése, nuevamente, los toques a partir del punto 14 y continúe con el punto 1 hasta el 13, como fue descrito previamente.

La secuencia que incluye el movimiento de los ojos, el entonamiento de la canción y el contar del 1 al 5 fueron descubiertos por el Dr. Roger Callahan, como elementos que estimulan tanto la parte izquierda del cerebro, como la derecha, respectivamente. Teóricamente, la parte derecha del cerebro se activa con los toques en el punto gama y el entonamiento de una melodía y lo mismo ocurre con la parte izquierda del cerebro como producto de la estimulación con los toques y el contar en secuencia. Con respecto al movimiento de los ojos, Callahan descubrió que cada movimiento actúa en distintas partes del cerebro. Al efectuar toda la combinación de este procedimiento se garantiza que la totalidad del cerebro sea receptiva al tratamiento.

Síntesis de la secuencia a seguir en el tratamiento

Comience por aplicarse los toques en el punto 14 (el punto con el que se da un golpe de Karate), continúe con el punto 1 hasta llegar al 13, prosiga con el 15 mientras hace el movimiento de los ojos y entona una melodía. Prosiga dándose los toques nuevamente en el punto 14, seguido de cada uno de los puntos del 1 al 13. Esta secuencia constituye un tratamiento completo. Es importante observar que el punto 15 junto con el movimiento de los ojos, el entonamiento de la canción y el contar del 1 al 5, solamente se hace al final de la primera vuelta.

Efectos del tratamiento con EFT

EFT no tiene ningún efecto negativo y no interfiere con ningún otro tipo de psicoterapia a la que se encuentre expuesto. La secuencia completa de los toques sólo debería de tomarle un par de minutos. Se puede dar los toques bien sea en el lado izquierdo o derecho del cuerpo. Puede ser que note cierta descarga de energía cuando se toque algunos de los puntos energéticos con el tratamiento, lo que puede manifestarse en forma de temblor en ciertos puntos. Es importante y recomendable que tome mucha agua antes y después del tratamiento. La sensación de sed es uno de los efectos colaterales del tratamiento. Esta sensación de sed requiere el consumo de agua, debido a la descarga de energía que produce el tratamiento. La mayoría de las personas reportan un sentimiento de paz y una sensación de relajación después del tratamiento.

Generalmente, también se puede observar una reducción en el grado de intensidad de la emoción negativa a medida que se progresa con la secuencia del tratamiento. Sin embargo, es importante completar toda la secuencia aun y cuando se sienta totalmente aliviado de la emoción que estaba tratando. Una vez que termine con la secuencia completa del tratamiento, necesita evaluar nuevamente la intensidad de la emoción negativa con la misma escala descrita previamente, otorgándole un número del 1 al 10. Es corriente obtener una reducción drástica con sólo un tratamiento completo; pero en el tratamiento de emociones negativas crónicas, que han formado parte de la personalidad por mucho tiempo, se hace necesaria la aplicación de varios tratamientos. El tratamiento se debe aplicar hasta que se obtenga una reducción total y el grado de intensidad sea 1.

Es importante mantener, durante todo el tratamiento, la mente enfocada en la emoción que se quiere erradicar. Este es un aspecto fundamental para poder obtener los beneficios de la técnica; no hay palabras suficientes para enfatizar la trascendencia de este punto. Mientras va progresando con las secuencias del tratamiento y obteniendo alivio se podrá dar cuenta que otras emociones negativas, que se encuentran guardadas en el subconsciente, comienzan a surgir. Cuando ocurra este proceso, se recomienda que mantenga su atención en la emoción original que estaba tratando y termine el tratamiento completo, hasta que obtenga una reducción de la intensidad de la emoción negativa hasta llegar a 1. Luego, puede proceder a aplicar una secuencia completa a los sentimientos negativos que hayan surgido durante el primer tratamiento. El mantener un cuaderno o un diario con sus observaciones le podría ser de ayuda en la planificación de los tratamientos. Mientras progresa en su liberación de los sentimientos negativos, otros sentimientos relacionados surgen al nivel consciente, a la superficie. Son sentimientos que han estado guardados en el subconsciente, suprimidos por la alta intensidad de la emoción anterior. Entre una y otra sesión, tome nota de estas emociones secundarias que emerjan en su mente y trátelas posteriormente

Por ejemplo, imagínese que está tratando de resolver la ira que siente hacia una persona. Primeramente, enfoque su mente en el sentimiento de rabia, recordando y reviviendo una situación desagradable que tuvo con esa persona. Es posible que mientras se esté recordando de esa situación desagradable, surjan en su mente recuerdos de un incidente que tuvo con su padre, el recuerdo de cuando era muy pequeña y su padre la castigó injustamente. En este caso lo que se debe hacer es seguir trabajando en el problema original, seguir con todo el tratamiento completo hasta aclarar toda la rabia que tenía con la persona que suscitó los sentimientos de ira, evocando la rabia que esa persona le produce y enfocando su mente en las situaciones concretas en las que se encontraba enojada con esa persona. Una vez su sentimiento negativo esté totalmente aclarado y llegue a un nivel de 1, en su cuaderno de anotaciones escriba el incidente con su padre que surgió durante el tratamiento anterior y proceda a la aplicación de un nuevo tratamiento completo a la situación específica que motivó el disgusto con su padre; continúe hasta obtener alivio completo y un nivel de 1 en la escala.

Le recomiendo que reserve unos minutos cada día para eliminar cualquier sentimiento negativo que pueda surgir en su mente, bien sea debido a situaciones externas que confronte en la actualidad o tópicos que le llegan a la mente mientras está tratando otros trastornos. Tome un tiempo para sentarse en silencio consigo mismo(a) y escribir los eventos que en el pasado le han causado estrés, siendo bien exhaustivo(a); luego lea la lista y reflexione sobre la misma y coloque un asterisco al lado de las situaciones o eventos que recuerde como más traumáticos. Comience por dedicarle unos pocos minutos cada día para tratar esos eventos importantes. Por medio de este proceso se podrá dar cuenta que mientras se aplica el tratamiento y aclara esos eventos más estresantes en su vida, otros sentimientos que usted también consideraba como muy importantes pierden fuerza e importancia y sólo se transforman en meros recuerdos, sin que se manifieste ninguna emoción asociada a ellos.

Por medio de este proceso sistemático de "limpieza emocional" todas esas capas de emociones negativas acumuladas durante años en nuestro subconsciente, gradualmente, se van eliminando y quedamos libres de nuestros complejos, fijaciones, recuerdos estresantes. En esencia, abrimos el camino para una vida con más significado, más satisfactoria, libre de reacciones automáticas, irracionales y dolorosas.

Otros de los efectos colaterales que surgen como resultado de resolver las emociones negativas incluyen ciertas reacciones físicas. Se ha reportado que muchos trastornos físicos se mejoran o eliminan totalmente después de remover las emociones negativas, aun y cuando no se encontraban relacionadas con el problema físico. Entre ellas se incluyen, dolores de cabeza, alergias, artritis, dolores de espalda, dolor en la columna vertebral, problemas de la vista, trastornos digestivos y aun, enfermedades más crónicas. Desde hace muchos años se sabe de la interrelación entre la mente y el cuerpo, pero sólo recientemente la ciencia moderna ha comenzado a reconocer esta interacción. Muchas enfermedades crónicas son el resultado de un desequilibrio energético en nuestro sistema emocional. Ponga atención y observe sus hábitos, su actitud hacia el trabajo y la vida en general y trate cualquier sentimiento de negatividad que surja en relación a ellos. Reflexione sobre las dolencias físicas que padezca y observe si hay un componente emocional asociado a ellas. Una manera de saber si hay un componente emocional detrás de las dolencias de que se padezca, es aplicando un tratamiento de EFT a cualquier malestar físico y observar que tipo de sentimientos emergen durante el tratamiento. Siempre confíe en su intuición con respecto a los sentimientos que se manifiesten durante el tratamiento. El hecho de que hayan aparecido en su mente es la forma en la cual su subconsciente se está comunicando con usted, por lo tanto, necesita poner atención, aun y cuando usted piense que el sentimiento es irrelevante. El disfrutar de buena salud es nuestro estado natural y el resultado de un balance entre la mente y el cuerpo.

Cuando se eliminan patrones negativos crónicos, o se resuelve una serie de problemas emocionales de menor escala en una sesión, puede darse el caso de que se sienta cierto grado de incomodidad física. Puede ser que sienta un pequeño trastorno en el estómago o en el pecho, o tal vez experimente una pequeña tristeza, esto es totalmente normal y un buen signo de que el tratamiento ha sido efectivo. Uno de mis pacientes estuvo en tratamiento por varios días para eliminar sentimientos crónicos que había guardado consigo mismo desde su infancia. Pocos días después del tratamiento comenzó a sentir una incomodidad que según él describía como un dolor en el estómago. Lo describía como si tuviera indigestión acompañada de gases pero él sabía que no estaba relacionado con su dieta alimenticia. El malestar no se le quitaba, independientemente de lo que hacía para aliviarse. Después de reflexionar sobre su situación y sus sentimientos, descubrió que inconscientemente y en realidad no quería deshacerse de sus sentimientos negativos. Esos patrones negativos le habían causado profundo dolor por muchos años; sin embargo, esos patrones negativos le servían de mecanismo de defensa que desarrolló después de su infancia traumática, permitiéndole sobrevivir en el ambiente hostil que lo rodeaba. Fue una "solución," independientemente de lo inapropiado que esto pueda parecer, que le sirvió para poder seguir adelante en la vida.

Puede ser que usted también experimente una resistencia similar al querer eliminar sus propios patrones negativos, por miedo a enfrentar al mundo sin esos patrones de conducta que le son tan familiares. Muchas personas realmente no quieren curarse de sus patrones emocionales crónicos o de enfermedades físicas, particularmente si estos traen consigo ciertos beneficios o "recompensas."Esto es particularmente cierto si el trastorno que se padece está asociado con una compensación monetaria. La persona puede, inconscientemente, sentirse temerosa de dejar su forma de ser y actuar para tener que enfrentar una vida distinta a la que conoce, si llega a curarse y tener un cuerpo saludable. Aunque la "recompensa" no sea siempre en términos monetarios, puede ser también una forma de conseguir atención, compasión y tratamiento especial por parte de los demás; por lo tanto, a la persona que padece de estos trastornos no le gustaría vivir sin esos males. Esta resistencia a superar las limitaciones físicas o emocionales es totalmente inconsciente y tiene que ser descubierta porque, usualmente, se encuentran escondidos detrás de patrones crónicos de conducta y puede ser que salgan a la superficie en una u otra forma durante su intento consciente de eliminar estos patrones. Cuando se sufre de patrones negativos severos es recomendable obtener la ayuda de un psicoterapeuta especializado en EFT para descubrir y tratar el foco central del problema.

RESUMEN DE LOS PASOS FUNDAMENTALES PARA UN TRATAMIENTO EFECTIVO DE EFT

Los siguientes ejercicios presentan un resumen de los pasos a seguir para la aplicación de un tratamiento efectivo de EFT. Previamente, ha debido leer cuidadosamente las secciones anteriores para familiarizarse con la localización de cada uno de los puntos energéticos, antes de proseguir con los pasos que se describen a continuación.

Ejercicio 6.1: Aplicación de un tratamiento de EFT

Objetivo
Eliminar cualquier sentimiento negativo, complejos, patrones de conducta indeseables, incluyendo los siguientes: Miedo, dudas, ansiedad, dolor por la pérdida de un ser querido, ira, timidez, fobia, recuerdos de abuso sexual, miedo a los deportes o de hablar en público, adicción o dependencia, ataques

de pánico, depresión, insomnio, etc.

Descripción

Primeramente, decida el sentimiento o emoción concreta que quiere eliminar. Es muy importante observar que la emoción o evento tiene que ser bien específico para obtener los mejores resultados. La emoción puede ser sobre algo que ocurrió en el pasado, como los recuerdos traumáticos de la infancia, o recuerdos de un accidente o discusión, o sobre algo que va a ocurrir en el futuro, por ejemplo, miedo a una entrevista de trabajo o de participar en un evento social. Decida que cuadro mental va a tener presente en la imaginación mientras sigue los pasos del tratamiento. El cuadro mental puede ser del pasado o una situación futura. Otórguele un valor entre el 1 y el 10 a la emoción o evento a tratar. El 1 representa un mínimo, mientras que el 10 un máximo de estrés. Decida que afirmación va a usar, teniendo en consideración que la frase tiene que (1) reconocer el sentimiento negativo (2) ofrecer una alternativa para liberarse del problema.

Luego, si es posible, cierre los ojos   y sintonice su mente con la emoción que quiere eliminar. En otras palabras, repita en su imaginación el evento que le causó el sentimiento negativo, tal y como si lo estuviera viviendo nuevamente y enfrentando la misma emoción negativa (miedo, ira, tristeza etc.).

Mientras se enfoca en la emoción, repita verbalmente su afirmación. Si no le es posible decirla verbalmente, hágalo mentalmente. Por ejemplo:

"Aunque me siento (agregue en el paréntesis la emoción o recuerdo), decido ser o estar (emoción contraria, libre del recuerdo)."

Mientras se sincroniza mentalmente con su emoción y verbalmente repite la afirmación, dése los pequeños toques con los dedos índice y medio de cualquiera de las dos manos, en cada uno de los puntos terminales de los meridianos, aproximadamente diez veces. No se preocupe por contar. Comience por darse los toques en el punto 14 (punto del golpe de Karate), luego cada uno de los puntos restantes del 1 al 13 y luego el punto 15 mientras hace los movimientos con los ojos y entona la melodía (Figuras 6.1, 6.2, 6.3 y la explicación concerniente). Seguidamente, aplique los toques nuevamente al punto 14, seguido de cada uno de los otros puntos, del 1 al 13. La localización de los puntos y el orden de los toques deben ser memorizados antes del tratamiento, o puede tener el libro cerca para usarlo como referencia.

Posibles resultados

Cuando termine el tratamiento, evalúe nuevamente la intensidad de sus sentimientos usando la escala del 1 al 10. Como resultado del tratamiento, generalmente, se obtiene una reducción en la intensidad de la emoción tratada. Si el grado de intensidad no se ha reducido significativamente, repita el tratamiento. Si después de dos o tres tratamientos la intensidad ha bajado pero no ha desaparecido totalmente, lo que puede ocurrir en esos casos es que la situación no es lo suficientemente específica o que se tiene resistencia a mejorar. También puede darse el caso de que la emoción esté relacionada con otro problema físico o emocional que debe ser identificado y tratado. En el capítulo siete se discutirán estos problemas y sus posibles soluciones.

Preste especial atención a las emociones o sentimientos que salgan a la superficie mientras se esté aplicando el tratamiento. Estos representan aspectos importantes para ser tratados posteriormente. Sin embargo, siempre se debe terminar el tratamiento con la emoción original, es decir, con la que esté trabajando en ese momento, hasta que se sienta libre de ella. Escriba sus impresiones en su cuaderno de anotaciones tan pronto como sea posible. Las "interferencias emocionales" que afloran durante un tratamiento representan guías muy valiosas que si no se anotan, se olvidan rápidamente o son reprimidas por el subconsciente.

Resumen

Los siguientes pasos representan una guía de referencia rápida para la aplicación de un tratamiento. El tratamiento consiste en la sincronización simultánea de tres aspectos: El pensamiento o emoción negativa, la repetición de la afirmación y la estimulación, por medio de los toques en los puntos energéticos, siguiendo la secuencia precisa.

1. *Decida que emoción negativa quiere eliminar.* Escoja la emoción negativa que se encuentre asociada a una situación concreta y evalúe su intensidad entre 1 y 10. Seleccione un cuadro mental que le sirva para tener presente esa emoción durante el tratamiento. Escoja una afirmación.

2. *Sincronice su mente con la emoción específica.* Cierre los ojos, recuerde el evento traumático y repítalo en su imaginación durante todo el tratamiento. Sienta la emoción negativa.

3. *Repita la afirmación.* Mientras se sincroniza con la emoción, verbalmente repita la afirmación y dése los toques en el punto de Karate. En este punto, repita la afirmación completa. Luego, para el resto de los puntos puede usar la misma frase pero más corta, para que le sirva para mantener presente la emoción.

4. *Dése los toques en los puntos terminales de los meridianos.* Mientras se sincroniza con la emoción negativa y repite la afirmación, dése los toques con la yema de los dedos, aproximadamente, 10 veces en cada uno de los puntos en el orden siguiente: Comience dándose los toques en el punto 14 (punto del golpe de Karate), prosiga con los puntos que van del 1 al 13, luego el punto 15 mientras ejecuta el movimiento con los ojos y entona una melodía (Figuras 6.1, 6.2, 6.3 y la explicación referente). Seguidamente, dése los toques nuevamente en el punto 14 y finalice con la secuencia de los puntos del 1 al 13.

5. *Evalúe la emoción.* Después de finalizado el tratamiento, evalúe nuevamente la intensidad de la emoción negativa. Si no se ha disminuido a 1, repita el tratamiento.

Nota: Los pasos 2, 3 y 4 se ejecutan simultáneamente a través de todo el tratamiento.

Tabla 6.1: Conexión entre los puntos de EFT y las emociones

Puntos	Emociones asociadas
1. Principio de la ceja	Trauma, frustración
2. A un lado del ojo	Ira incontrolable, mal genio
3. Debajo del ojo	Ansiedad, adicción, fobia, miedo
4. Debajo de la nariz	Vergüenza, depresión, nerviosismo, ansiedad, miedo, culpabilidad
5. Debajo de la boca	Pena, vergüenza
6. Debajo de la clavícula	Depresión, obsesión
7. Punto sensible del pecho	Tristeza, depresión
9. Debajo del brazo	Miedo
10. A un lado del dedo pulgar	Desdén, impaciencia, prejuicio, ira
11. A un lado del dedo índice	Culpabilidad, remordimiento, arrepentimiento
12. A un lado del dedo medio	Preocupaciones, dolores de cabeza
13. A un lado del dedo meñique	Ira
14. Punto del golpe de karate	Tristeza, ansiedad, pesar, arrepentimiento
15. Punto de gama	Depresión, dolores físicos

RELACIÓN ENTRE LOS PUNTOS DE EFT Y LAS EMOCIONES A SER TRATADAS

La Tabla 6.1 ilustra la correspondencia que existe entre las terminaciones de los meridianos que se usan en EFT y el tratamiento de emociones concretas por medio de la estimulación de dichos puntos energéticos. Esta tabla representa una guía rápida para el tratamiento de emociones específicas. Enfatizando la estimulación de los puntos correspondientes se puede maximizar la efectividad del tratamiento. Si siente que el darse los toques en uno de los puntos le proporciona más tranquilidad o más alivio que en otros, trate de estimular ese punto por más tiempo.

SINOPSIS DEL TRATAMIENTO DE EFT

Gary Craig desarrolló una versión aún más corta en la implementación de EFT. Tal vez al llegar a este punto se hará así mismo una pregunta muy válida: ¿para qué se necesita una versión más corta de EFT cuando todo el procedimiento sólo toma unos pocos minutos? Aunque siempre es recomendable usar la forma completa de EFT con todos los puntos, en ciertas ocasiones la versión reducida es más conveniente e igualmente efectiva·

1. Si se encuentra en un lugar público y no quiere llamar la atención. Por ejemplo, si está en una reunión de trabajo y surgen ciertos comentarios que lo(a) hacen sentir incómodo(a), puede disculparse y salir un momento de la reunión y aplicarse un tratamiento corto, al regresar se sentirá mejor y con más control de sus emociones.

2. Si está ayudando a otra persona o si trabaja como psicoterapeuta, el tiempo que se ahorre es muy valioso.

A continuación encontrará la versión corta del tratamiento. Los números corresponden a los mismos puntos ilustrados en las figuras 6.1 y 6.3.

❒ *Principio de la ceja y nacimiento de la nariz (punto1)*. Al principio de la ceja, justamente encima y a un lado de la nariz (Figura 6.1).

❒ *A un lado del ojo (punto2)*. En el hueso que bordea la parte exterior del ojo. Justo en la esquina o rabillo del ojo (Figura 6.1).

❒ *Debajo del ojo (punto 3)*. En el hueso del pómulo, debajo del ojo, aproximadamente a medio centímetro debajo de la pupila (Figura 6.1).

❒ *Debajo de la nariz (punto 4)*. En el pequeño espacio localizado entre la parte debajo de la nariz y el labio superior (Figura 6.1).

❏ *Debajo de la boca (punto 5)*. Justo en el medio, en el punto ubicado entre la parte debajo del labio inferior y la quijada, en la hendidura ubicada entre esos dos puntos (Figura 6.1).

❏ *Debajo de la clavícula (punto 6)*. El punto donde se unen la clavícula, el esternón y la primera costilla. Para localizarlo primero ponga el dedo índice en la hendidura superior que tiene como una forma de U (justo donde los hombres le hacen el nudo a la corbata); desde la parte de abajo de esa cavidad en forma de U, mueva el dedo hacia abajo (como siguiendo la dirección que va hacia el ombligo) pero sólo por unos 3 centímetros y luego muévalo a la derecha o izquierda 3 centímetros (Figura 6.1).

❏ *Debajo del brazo Punto 7)*. En el costado del cuerpo. En el hombre se encuentra exactamente al mismo nivel de la tetilla. En la mujer, se localiza a unos 10 ó 15 centímetros debajo de la axila, en medio de la tira del sostén (Figura 6.1).

❏ *El punto de Gama o secuencia de Gama (punto 15)*. En el dorso de la mano, entre los huesos del dedo anular y el dedo meñique, en la pequeña depresión o hendidura que se encuentra ubicada entre estos dos dedos (Figura 6.3). Mientras se da los toques haga el siguiente ejercicio con los ojos:

- Manteniendo la cabeza derecha, mueva los ojos hacia abajo, como mirando hacia el piso.
- Mueva los ojos lentamente hacia arriba, como mirando hacia el techo.

Este movimiento de los ojos puede cambiar el grado de la emoción de 2 o 3 a 1, eliminando consigo la necesidad de otra secuencia completa.

7.

Técnicas especiales de EFT

Procedimiento para solucionar problemas y mejorar la efectividad del tratamiento

En el capítulo anterior describimos la técnica básica para la aplicación de EFT. Igualmente, presentamos los pasos más cortos en la aplicación de EFT. En este capítulo se describen algunos de los problemas más comunes que se pueden encontrar cuando se aplica un tratamiento y el procedimiento para superarlos. Particularmente, discutiremos el caso de la reversión psicológica, el cual es muy común cuando se confrontan patrones de conducta crónicos que interfieren con la efectividad del tratamiento, así como otras técnicas que contribuyen a aumentar la efectividad de EFT. Con estas nuevas técnicas, tanto psicoterapeutas especializados en la aplicación de EFT como el público en general han reportado resultados muy positivos en el tratamiento de una gama extensa de problemas emocionales.

CUANDO EFT APARENTA SER INEFECTIVO: REVERSIÓN PSICOLÓGICA (RESISTENCIA AL CAMBIO)

A veces, a pesar de todo nuestro esfuerzo y persistencia en la aplicación correcta de EFT, nos parece que no logramos los resultados deseados y llegamos a pensar que el tratamiento es inefectivo. Este tipo de situaciones, generalmente, ocurren cuando intentamos eliminar patrones de conducta complejos o adicciones arraigadas por largo tiempo. Conscientemente, algunas personas ansían liberarse de patrones de conducta crónicos que coartan su desarrollo personal, pero a nivel inconsciente no quieren dejar el miedo o la dependencia. Esos patrones de conducta, aun y cuando limitan su vida y sus potencialidad, tienen un propósito que es el de mantenerse "seguras," al poder seguir con el tipo de vida y comportamiento que les es familia. Con la superación de sus problemas emocionales les tocaría aprender a actuar y comportarse de una manera diferente, desconocida para ellos y el hecho de confrontar sentimientos desconocidos tiende a atemorizarnos. Aun cuando esto nos pueda sonar contradictorio, es un mecanismo de defensa que algunas personas desarrollan sin estar conscientes de ello. En algunos casos, una enfermedad física o el ser declarado incapacitado puede traer beneficios reales para la persona. Por ejemplo, la persona puede recibir compensación monetaria, compasión por parte de los demás o tratamiento especial, gracias a una enfermedad o una incapacidad física. El paciente puede inconscientemente estar reticente a sanarse, desarrollando así una gran resistencia a superar sus limitaciones emocionales por las implicaciones que esto traería consigo. La superación de los problemas emocionales, en estos casos, traería consigo la pérdida de la recompensa que la persona obtiene al estar enferma o incapacitada y tendría que aprender una nueva forma de conducta. Callahan llama este proceso de autosabotaje, "reversión psicológica." Si no se trata la "reversión psicológica," el tratamiento de EFT tendría un resultado sumamente limitado.

Los casos de la "reversión psicológica" ocurren con mucha más frecuencia de lo que podemos imagina. Nos trazamos metas claras y precisas en nuestras vidas, tales como conseguir un trabajo nuevo, dejar de fumar, perder peso, ganar más dinero, dejar de tomar, conseguir un contrato nuevo o dejar de consumir drogas; todas estas son metas que a nivel consciente queremos lograr, pero no tomamos los pasos necesarios sino que al contrario, seguimos haciendo lo opuesto al logro y consecución de dichas metas. Nuestra resistencia interna al cambio, los pensamientos de autoderrota, así como el énfasis en los pensamientos negativos son las causas de este proceso de autosabotaje.

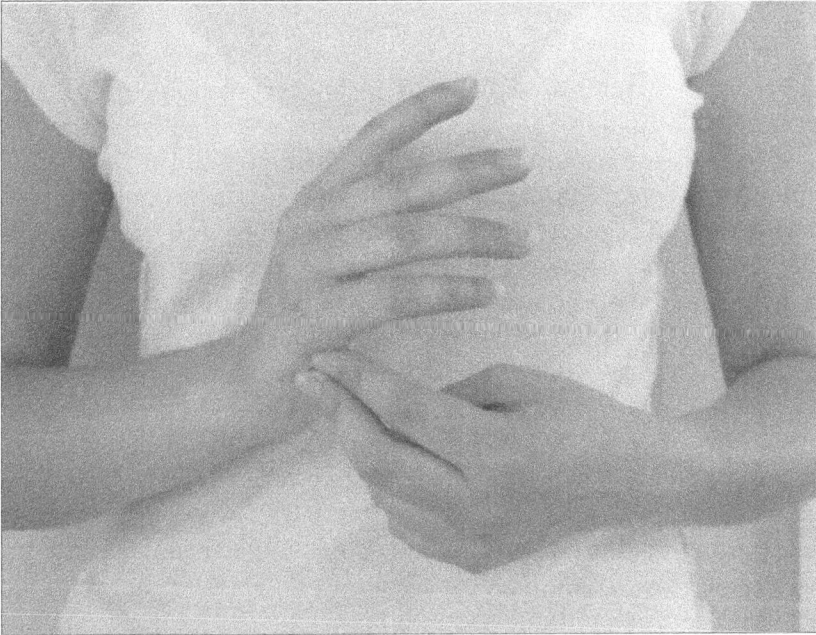

Figura 7.1: El punto del golpe de karate

Para lograr que el tratamiento con EFT funcione, es indispensable tomar las precauciones necesarias para eliminar o corregir el proceso de "reversión psicológica" o autosabotaje. Callahan atribuye la existencia de este proceso a una reversión de la polaridad en el sistema energético de nuestro organismo, cuando el flujo interno de energía se invierte u obstruye. ¿Cómo se corrige la "reversión psicológica"? La forma para contrarrestar la presencia de este fenómeno inconsciente está en darse ligeros toques en el punto del golpe de karate (ver Figura 7.1), con el fin de neutralizar la obstrucción del flujo normal de energía. Si después de aplicarse un tratamiento de EFT observa que la condición que está tratando de eliminar no cambia, considere la posibilidad de una "reversión psicológica." El mejor indicador consiste en evaluar su nivel de estrés por medio del uso de la escala previamente descrita. Si no observa ningún cambio o mejoría en la condición emocional que está tratando, ésta es una razón suficiente para sospechar la presencia de una "reversión psicológica" y debe proceder a corregir dicha condición.

VARIACIONES DE LA FRASE INICIAL

En el procedimiento de EFT desarrollado por Gary Craig, la frase de afirmación está dividida en dos partes: La primera, que reconoce la existencia de la emoción negativa y se repite aproximadamente unas tres veces al principio del tratamiento, mientras se dan los toques en el punto 14 (punto del golpe de karate), o en el punto 7 (punto sensible del pecho) y la segunda parte o frase corta, que sintetiza la primera parte de la afirmación. Sólo se usan unas pocas palabras que se repiten en todos los demás puntos mientras se dan los pequeños toques. La frase original propuesta por Craig es la siguiente:

"Aunque tengo este (sentimiento, emoción negativa), completamente me quiero y me acepto a mí mismo."

Por ejemplo, un paciente que se iba de vacaciones a Paris y sentía un gran temor e inseguridad de conducir un vehículo rentado en una ciudad desconocida, usó la siguiente frase para eliminar el temor que sentía y poder disfrutar de sus anheladas vacaciones:

"Aunque tengo miedo de manejar en Paris, una ciudad que no conozco y en un vehículo con el que no estoy familiarizado, me quiero y aprecio a mí mismo."

Mientras el paciente se daba los pequeños toques en el punto 14 (el punto del golpe de karate, el cual también ha podido usar en el punto 7 del pecho), repetía la frase anterior varias veces, seguida por esta frase corta o recordatoria, en el resto de los otros puntos:

"Miedo a conducir en Paris."

La frase recordatoria es fácil de memorizar y evita la distracción o pérdida del enfoque emocional, el cual es esencial para la efectividad del tratamiento.

Una de las críticas que se han emitido concernientes a la frase original del tratamiento es que tiende a enfatizar el sentimiento negativo, en lugar de presentar una alternativa positiva para superar la emoción que se está tratando. En el caso anterior, "miedo a conducir en Paris," el énfasis está en el sentimiento negativo en lugar de la superación del mismo (por ejemplo, conduzco con total confianza). Tomando en consideración esta crítica, el capitulo 6 ofrece una frase general que (1) reconoce la existencia de la emoción negativa y (2) ofrece una alternativa positiva.

DIFICULTAD PARA CONCENTRARSE EN LA EMOCIÓN

Si mientras se aplica el tratamiento con EFT se da cuenta que tiene dificultades para concentrarse en el problema emocional que quiere eliminar, es recomendable visualizar una imagen del problema o emoción y prestar atención a cualquier alteración física, bien sea tensión o dolor muscular, incomodidad o dolor en cualquier parte del cuerpo. Concentre su atención en ese malestar y aplíquese la técnica de EFT, poniendo atención particular a cualquier sentimiento o pensamiento negativo que pueda surgir, hasta que sienta que a nivel consciente ningún otro sentimiento negativo emerge. Recuerde que un evento negativo en particular puede traer consigo muchas ramificaciones, haciéndose necesario trabajar diligentemente para aclarar todas las emociones negativas asociadas con ese evento y de esa forma lograr una mejoría total.

Aplíquele el tratamiento a cualquier pensamiento que surja. A veces puede ocurrir que usted piense que un pensamiento aleatorio que se le cruce por la mente durante el tratamiento es una "simple coincidencia," totalmente insignificante y desvinculado del problema emocional que está tratando. El hecho de que surgió a nivel consciente es un indicativo de que ese pensamiento tiene alguna importancia u asociación con el problema central. No lo juzgue, critique o cuestione; simplemente confíe en sus sentimientos y preste atención. Es recomendable considerar ese pensamiento como un indicativo y aplicarle el tratamiento; este pensamiento lo puede conducir hacia otros tópicos que necesitan ser aclarados y le puede ayudar a limpiar otros sentimientos que de otra forma usted hubiese ignorado.

INTERRELACIÓN ENTRE LAS DOLENCIAS FÍSICAS Y LOS SENTIMIENTOS NEGATIVOS

Como se ha descrito en la sección anterior, las emociones negativas pueden estar relacionadas a otros problemas que aparentemente no tienen ninguna vinculación con el problema emocional que nos aqueja. Generalmente, el problema es una dolencia de tipo física y por ello las personas afectadas piensan que no tiene ninguna connotación emocional. Sin embargo, se ha demostrado que existe una estricta correlación entre ambos problemas. Muchas de las dolencias físicas tienen una raíz emocional. El cuello, la espalda, las piernas y los brazos son particularmente sensibles y tienden a acumular no sólo el estrés y la tensión, sino que también son mucho más susceptibles a presentar perturbaciones de tipo crónico.

En la página informativa de EFT (www.emofree.com) podemos encontrar muchos reportes que confirman esta relación. Tanto psicoterapeutas como personas corrientes que usan el método por su propia cuenta, han reportado que al trabajar en sus problemas emocionales, sus dolencias físicas totalmente desvinculadas al problema emocional, inexplicablemente, desaparecen. Igualmente, se ha encontrado que cuando una persona padece de una dolencia física de tipo crónico, con el tratamiento de EFT descubre el hecho de que ese dolor tiene una base emocional. Muchas personas tienen dificultad para entender y aceptar esta correlación, particularmente, cuando se piensa que los síntomas que se presentan parecen ser causados "enteramente" por un trastorno físico.

Por ejemplo, Stephanie Wood, especialista Canadiense, presenta un caso que corrobora esta interrelación con un paciente que se quejaba de un problema en la espalda. Él estaba totalmente convencido que se debía a un problema físico. Al encontrarse con esta situación, primeramente, Wood le aplicó un tratamiento de EFT concretamente para aliviar el dolor de la espalda, enfocándose solamente en el problema físico. Le aplicó varios tratamientos en los cuales el paciente repetía frases tales como las que se presentan a continuación. En estas afirmaciones el reconocía la existencia de la dolencia física, frases éstas que simultáneamente, tenían un componente que preparaba su mente para descubrir el origen de dicho trastorno.

"Aunque tengo este dolor de espalda y no sé cual es su causa, me acepto y me quiero a mí mismo."

"Aunque tal vez yo tengo este dolor de espalda por una razón que no sé a qué se debe, me quiero y me acepto tal y como soy."

"Aunque este dolor de espalda pueda tener una información para mí, escojo reconocer su existencia y oir su mensaje, bien sea a nivel consciente o subconsciente."

"Aunque tal vez yo necesitaba este dolor de espalda en el pasado, estoy listo para dejarlo ir, me quiero y me acepto a mí mismo."

"Aunque este dolor pueda haber tenido un propósito en mi vida, yo escojo reconocer su propósito, bien sea a nivel consciente o inconsciente."

"Aunque tengo este dolor de espalda tan estúpido, yo me perdono a mí mismo y a cualquier otra persona que haya contribuido a su existencia."

En esta última frase, el uso del humor es un elemento positivo que sirve para contrarrestar la importancia del dolor y para que el paciente pueda descubrir nuevas direcciones que le indiquen el origen del problema que le aflige. Mientras se daba los pequeños toques en los diferentes puntos energéticos, Wood usó las siguientes frases recordatorias, las cuales pueden ser sustituidas por cualquier otro tipo de dolor según sea su padecimiento:

"Este dolor de espalda."
"Me está diciendo algo."
"Ha tenido un propósito."
"No sé cual sea su propósito."
"No necesito saber."
"Está bien no saberlo."
"Estoy listo para que se marche."
"Sirvió su propósito."
"Puedo seguir adelante."

"No necesito castigar más a mi propio cuerpo."
"Cualquier cosa que sea."
"Lo reconozco y lo dejo ir."

Por medio de este proceso se evocan recuerdos que para el paciente pueden no tener ninguna relación con la dolencia física que lo afecta, pero una vez que esa emoción o recuerdo emerge a nivel consciente, el paciente puede eliminarla por medio de EFT. Una vez que se descubre la matriz del problema, sólo necesita tener persistencia con el tratamiento para quedar libre de ese evento.

EL PROBLEMA DE EMOCIONES MÚLTIPLES

En muchas ocasiones, sólo unos pocos minutos con el tratamiento de EFT son suficientes para lograr un beneficio total pero, en algunos casos, después de aplicarse varios tratamientos completos no se logra conseguir los resultados deseados y la intensidad de la emoción negativa sólo cambia someramente. Cuando esto ocurre nos preguntamos si estamos haciendo algo incorrecto o si, simplemente, el tratamiento fue inefectivo en nuestro caso. Si esto le ocurre, no se desanime; es posible que la emoción que está tratando tenga muchas ramificaciones, cada una con su propia carga emocional y mientras la matriz fundamental del problema no sea esclarecida, el problema sigue igual permaneciendo sin ser tratado.

Por ejemplo, si usted siente miedo de volar en avión se puede aplicar un tratamiento de EFT a ese sentimiento concreto "éste miedo a volar" y probablemente logre sentir un alivio, pero si no nota ningún cambio, éste es un indicativo de que el problema emocional tiene otras ramificaciones que no han sido tratadas, permaneciendo intacto el núcleo de ese miedo. Si esto le ocurre, pregúntese a sí mismo ¿Qué es lo que más me asusta de volar en avión? La respuesta que obtenga puede ser "el momento en que el avión despega," "el miedo a la altitud," "el ruido ensordecedor," etc. El paso siguiente consiste en aplicarse un tratamiento completo con cada uno de esos aspectos del miedo a volar hasta que logre un valor de 1 en la escala, es decir que no sienta ningún tipo de ansiedad con respecto a volar en avión. Para finalizar el tratamiento, vuelva a preguntarse a sí mismo si hay algún otro aspecto relacionado con ese miedo a volar que aún le atemoriza. Si la respuesta que obtenga es afirmativa, imagínese la situación que aún le atemoriza y mientras piensa en esa imagen, aplíquese tantas rondas de EFT como sea necesario hasta que sienta que el miedo se ha ido completamente. Como prueba final, imagínese volando en un avión; en ese paso final usted no debería de sentir absolutamente ningún tipo de temor.

Otro aspecto importante a considerar es el intercambio en las emociones que a veces puede ocurrir cuando se usa la técnica de EFT. Por ejemplo, usted puede estar trabajando en un sentimiento de rechazo pero, mientras se aplica el tratamiento, observa que ese sentimiento original de rechazo está totalmente eliminado y que en su lugar el sentimiento original ha sido substituido por uno de ansiedad. Esta sustitución de sentimientos le ofrece la oportunidad de eliminar emociones que están relacionadas con bloques que tal vez a nivel consciente usted no sabía que tenía. Si esto ocurre, proceda en la misma forma descrita arriba. El objetivo fundamental es que pueda recordar cualquier situación estresante previa y que al evocarla ningún sentimiento negativo emerja. La situación estresante del pasado debe ser simplemente un recuerdo y nada más.

OTRAS TÉCNICAS PARA REALZAR LA EFECTIVIDAD DE EFT

Los puntos energéticos básicos descritos en el Capítulo 6 han sido usados para complementar otras técnicas o métodos que contribuyen a realzar la efectividad de EFT.

El método de la escogencia

Este método desarrollado por Patricia Carrington, puede ser usado al final de una sección, después de haber esclarecido o eliminado el sentimiento negativo. El "método de la escogencia" es una afirmación positiva que programa al subconsciente para consolidar el progreso emocional logrado con el uso de la técnica de EFT y consiste en una modificación de la frase modelo que enfatiza la conducta que se desea lograr.

Con la técnica de EFT la frase original que generalmente se emplea es la siguiente:

"Aunque tengo este problema (plantee su problema), me quiero y me acepto tal y como soy."

El "método de la escogencia" coloca al usuario en control de sus emociones y sentimientos y le provee una alternativa de cambio. Por ejemplo, una de mis pacientes que sufría de profundo miedo de hablar en público vino a consulta queriendo eliminar ese sentimiento. Se encontraba en la situación de tener que asistir a una conferencia para presentar los resultados de su investigación. Con el uso de EFT logró encontrar el origen de su miedo y liberarse de él. Una vez eliminada esa limitación, usó la siguiente afirmación:

"Aunque me siento muy nerviosa de hablar en público en la conferencia, escojo sentirme con confianza en mí misma y totalmente relajada durante mi presentación, al igual que cada vez que hable en público."

En la primera parte de esta afirmación ella reconoció su miedo de hablar en público, mientras que en la segunda parte enfatizó su escogencia de tener confianza en sí misma y mantenerse relajada.

La selección de las palabras debe ser apropiada, debido a que éste es un paso importante para obtener la ayuda y cooperación del subconsciente, el cual es sumamente poderoso e impresionable. Cuando nos planteamos la afirmación en forma de una escogencia, el subconsciente la acepta con más facilidad.

A veces, ocurre que la escogencia que nos planteamos no la sentimos real o auténtica. Por ejemplo, en la siguiente afirmación: *"Me siento segura de mí misma y relajada cuando hablo en publico,"* puede ser que nos suene totalmente contradictorio a lo que sentimos internamente, llegando a parecernos que estamos actuando porque dentro de nosotros mismos oímos una voz que contradice totalmente la afirmación.

Podemos repetir la frase pero no creemos lo que estamos diciendo. Cuando esto ocurre, la afirmación no tiene ningún poder de cambio. Para desarrollar una afirmación efectiva se recomienda seguir los siguientes pasos:

Sea específico(a)

Seleccione una afirmación que, específicamente, establezca lo que quiere lograr. Por ejemplo, supongamos que usted tiene un negocio, el cual le gustaría ver crecer y prosperar, pero tiene sentimientos encontrados porque se siente incómodo promocionándolo y visitando posibles clientes. En ese caso usted podría decir: *Aunque me siento incómodo de tomar la iniciativa de promover mi negocio, ahora escojo hacer seis visitas por semana a posibles clientes; yo escojo sentirme relajado, calmado y con confianza en mí mismo cada vez que hable con ellos.* Esta es una afirmación específica y sin ambigüedad. Claramente establece lo que se quiere lograr. Puede notar la diferencia con la siguiente afirmación inapropiada:

"Aunque me siento incómodo de tomar la iniciativa para promover mi negocio, escojo hacerlo crecer."

Sea positivo(a)

Siempre exprese su afirmación en forma positiva debido a que el subconsciente opera en una forma deductiva. Las afirmaciones no son otra cosa sino órdenes directas que nos damos a nosotros mismos. Un paciente que tenía problemas con uno de sus compañeros de trabajo usó la siguiente afirmación:

"Aunque me siento ansioso cuando Helena viene a mi oficina todas las mañanas, de ahora en adelante escojo sentirme relajado, seguro de mí mismo y asertivo."

Observe que hubiese sido una aplicación incorrecta del método decir:

"Aunque me siento ansioso cuando Helena entra a mi oficina todas las mañanas, de ahora en adelante escojo no sentirme intimidado en su presencia."

La forma deductiva en que funciona el subconsciente no

aceptaría el uso de una afirmación como la anterior, debido a la forma negativa en que se expresa el objetivo que se quiere lograr.

Tome decisiones que se relacionen con usted mismo(a)

Plantéese escogencias y determinaciones que sólo se relacionen con sus propios sentimientos, debido a que sólo tenemos control sobre nosotros mismos y no sobre las emociones o los sentimientos de otros. Aun y cuando sea algo positivo que se desee para otra persona, se corre el riesgo de aplicar el método en forma incorrecta. EFT es una técnica muy efectiva para eliminar las emociones negativas, para vivir la vida en la forma como uno ambiciona, pero su enfoque es en autocontrol y no en controlar la vida de los demás, independientemente, de la intención que tengamos.

"Aunque mi madre me maltrató cuando yo era una niña, yo escojo perdonarla."

La forma en que la afirmación anterior está elaborada le otorga a la persona el poder de cambiar sus sentimientos, mientras que la siguiente afirmación sería totalmente inefectiva, porque la persona no tiene ningún control sobre los sentimientos de su madre:

"Escojo que mi madre se arrepienta por todo lo que me hizo sufrir cuando yo era sólo una niña."

El método de la película

El objetivo fundamental de esta técnica es ayudarle a las personas a enfocar la mente en un problema o evento específico. Generalmente, cuando la persona se encuentra sobrecogida por sus emociones o traumas tiene dificultad en centrar su atención en un evento concreto. Gary Craig sugiere que si el paciente no puede crear una imagen mental de la situación traumática o una "película mental," es que el problema es demasiado general para ser tratado con EFT. Por ejemplo, la afirmación: *"Yo siempre he dejado que los demás se aprovechen de mí"* representa un problema extremadamente general que está integrado por muchas situaciones o circunstancias en las cuales la persona afectada permitió que los demás se aprovecharan de ella. Para usar con efectividad la "técnica de la película," el problema tiene que ser dividido en los distintos eventos que contribuyeron a ese problema.

Para el uso de esta técnica considere los siguientes lineamientos:

La duración de su película
Su película mental no puede tomar días o meses para ser recreada en su imaginación. Si usted piensa en términos de días o meses, éste es un indicativo de que no está siendo lo suficientemente específico.

El título de la película
Otórguele un título a su película. El asignarle un nombre le ayudará a enfocarse en una situación bien particular. Por ejemplo, *"Laura se robó los marcadores de Juan y le dijo a todos en la clase que fui yo."*

Evalúe la intensidad de su película
Concéntrese en su película. Mientras se la imagina vívidamente, evalúe como se siente en ese momento y determine su intensidad usando la escala del 1 al 10.

Aplíquese un tratamiento de EFT mientras revive mentalmente su película
Para reducir la intensidad emocional asociada con su película, aplíquese un tratamiento de EFT mientras mentalmente se la imagina. Escoja la frase inicial relacionada con el título de su película. Por ejemplo, en el caso anterior de Laura cuando se robó los marcadores, una frase apropiada sería la siguiente:

"Aunque Laura mintió sobre el robo de los marcadores, yo la perdono al igual que me perdono a mí misma por no haberme defendido."

La frase corta para el resto de los puntos también debe ser tomada del título de la película. Por ejemplo, usando el mismo caso de los marcadores, una frase apropiada sería la siguiente:

"Yo perdono a Laura y me perdono a mí misma."

Esta frase corta se repite en todos los puntos, una y otra vez, aplicándose los toques en los distintos puntos de EFT tantas veces como sea necesario, hasta que al proyectar la película completa en su mente, ésta tenga una evaluación de 1.

Relate la película

Bien sea que esté trabajando con alguien más o independientemente, verbalmente describa su película teniendo la precaución de interrumpir el relato para aplicarse un tratamiento cada vez que sienta una intensidad emocional. Estos momentos de intensidad emocional representan oportunidades extraordinarias para liberarse de emociones negativas reprimidas. Este aspecto va totalmente en contraposición a las técnicas regulares de psicoterapia, las cuales enfatizan el relato completo del evento traumático sin ninguna interrupción. Mientras relata su película, dése los toques en los distintos puntos energéticos hasta que no sienta ninguna intensidad; continúe relatando el resto de la película, repitiendo el procedimiento cada vez que se sienta estimulado por su contenido.

Evaluación final de sus sentimientos con respecto a su película

Para determinar si todos los sentimientos negativos asociados con el evento en el cual se está trabajando han sido eliminados, repita mentalmente las distintas escenas de su película, mientras se aplica el tratamiento con EFT, hasta que no sienta ningún tipo de intensidad asociada con el trauma. El beneficio de esta técnica es que además de ayudarle a eliminar las emociones relacionadas con la situación traumática en la que ha trabajado, también le proporciona una liberación emocional generalizada, debido a que sus efectos repercutirán en otros aspectos de su vida emocional.

Método de la técnica narrativa

Esta es una extensión de la técnica descrita anteriormente. Este método, al igual que los anteriores, se puede implementar bien sea sólo(a) o con otra persona. Escoja un evento que esté asociado con una carga emocional negativa y hable acerca del mismo. Suspenda la narración cuando sienta que ésta le produce ansiedad, ira, dolor, miedo o cualquier otro sentimiento negativo; en ese instante, aplíquese la secuencia de los toques tantas veces como sea necesario, hasta que al evaluar sus emociones logre un puntaje de 1. Seguidamente, resuma el relato.

Después de cada pausa, es posible que la narración le lleve a recordar otros aspectos del trauma o situación que está tratando de eliminar. Generalmente, ocurre que la emoción o el evento que aflora en la mente es algo que se consideraba olvidado, pero el hecho de que haya sido recordada significa que era una emoción reprimida y que fue "olvidada" como un mecanismo de defensa con el propósito de una autoprotección. Para la aplicación efectiva de esta técnica se recomienda seguir los siguientes pasos:

Evalúe la intensidad de la historia
Asígnele un número entre el 1 y el 10 a su historia de acuerdo a su intensidad emocional. Si es mayor de 8 ó 9 aplíquese el tratamiento en forma general para reducir la intensidad emocional, por ejemplo:

"Aunque no quiero pensar en esta historia,....."

"Aunque con el sólo hecho de pensar en este incidente me siento ansiosa, ..."

Relate la historia de lo general a lo específico
Una vez que la intensidad emocional haya disminuido y se sienta más cómodo relatando la historia, puede comenzar con una introducción general, algo neutral, por ejemplo con la descripción del lugar donde se desarrolló la historia para luego proseguir con los detalles más específicos.

Deténgase para aplicar el tratamiento
Para que esta técnica funcione es esencial que usted se detenga para aplicarse los toques de EFT cada vez que sienta una intensidad emocional. Generalmente, cuesta porque una vez que se comienza la narración es difícil detenerse debido a que se quiere contar la historia desde el principio hasta el final.

Esto es algo que va en contraposición a los métodos tradicionales de tratamientos psicológicos, pero si no se detiene en los momentos en que sienta una fuerte carga emocional para aplicarse los toques, estará perdiendo la oportunidad de curarse.

Mientras se aplica la secuencia de EFT, repita el segmento de la historia que le causó estrés, hágalo tantas veces como sea necesario hasta que no sienta ningún tipo de intensidad.

Evaluación final de sus sentimientos con respecto a la historia

Con los ojos cerrados, visualice la situación con todos y cada uno de sus detalles, poniendo atención muy específica a cualquier signo de estrés que se le presente. Probablemente, se sentirá liberado de cualquier sentimiento negativo asociado con la narración. En caso de que surja algún tipo de perturbación emocional, esto es un indicativo de que existen otros aspectos o causas subyacentes asociadas al problema y por lo tanto, tiene que continuar con la aplicación del tratamiento hasta lograr hablar de su historia en forma neutral.

"La clave de nuestra independencia radica en saber que en cada momento, en cada instante, estamos creando nuestra vida. Mientras más clara tengamos esta verdad, más poder e independencia experimentamos. En lugar de culparnos a nosotros mismos por las cosas que nos desagradan en nuestra vida y que no marchan como quisiéramos, ahora podemos darnos cuenta que nosotros mismos manifestamos nuestra realidad y por lo tanto tenemos el poder para cambiarla.

Shakti Gawain

8.

Aplicaciones de EFT

Descripción de casos específicos

En este capítulo se describen aplicaciones prácticas de EFT que fueron extraídas de mi experiencia personal y profesional. Estos casos sirven para ilustrar el poder de EFT como técnica de crecimiento personal para eliminar las emociones negativas, incluyendo fobias, ansiedad, traumas psicológicos y diversos tipos de adicciones.

Fobias

La fobia es una forma irracional, persistente e incontrolable de miedo que nos induce a evitar, en forma ilógica, el objeto, actividad o situación que genera este miedo. La mayoría de las personas que sufren de fobias, conscientemente, saben que ese miedo no tiene un fundamento real, pero aun así el miedo lo sienten tan vívidamente que en algunos casos la persona que lo sufre se siente incapacitada. Temblores, palpitaciones, dolores de cabeza, náuseas, llanto, manos sudorosas, dolor de estómago y diarrea son algunos de los síntomas que experimentan las personas que sufren de estos trastornos. La lista de fobias es interminable pero algunas de las más comunes incluyen el miedo a hablar en público (número uno en América), miedo a los insectos, a los roedores, a la altura, a las agujas, a los perros, a volar, al agua, a la oscuridad, a los espacios abiertos o cerrados, a la velocidad, a conducir, etc.

EFT ha demostrado ser una técnica extraordinaria para curar a las personas que han sufrido de fobias persistentes, independientemente, de la intensidad o del número de años que las hayan padecido. En algunos casos, sólo es necesario un tratamiento general para quedar totalmente liberado de las fobias que hayan controlado su vida por décadas.

De acuerdo a mi experiencia personal, tuve la oportunidad

de comprobar los resultados de EFT en mi miedo a las agujas. Cada año cuando llegaba el momento de mi chequeo médico lo posponía porque sabía que al final tendría que hacerme una hematología. Las manos se me ponían frías, la respiración se me intensificaba y cuando estaban a punto de introducir la aguja en la vena casi perdía el conocimiento. Al ver a la enfermera preparándose para sacarme la sangre con la aguja en mano me paralizaba de miedo. Todo comenzó cuando era una niña y tuve que ir al hospital por haber sufrido una intoxicación alimenticia. Una enfermera, con poca experiencia, tuvo que pinchar tantas veces para poder conseguir la vena que terminé profundamente desconsolada y atemorizada. Al final, mis dos brazos quedaron con serios hematomas. A partir de ese momento mi miedo comenzó y a través de los años se intensificó. Sin embargo, después de que me apliqué dos tratamientos de EFT el miedo desapareció. Lo puse en práctica cuando estaba a punto de entrar al consultorio para un examen hematológico y cuando aun estaba en mi auto, imaginé a la enfermera a punto de introducir la aguja en mi brazo. Este pensamiento me ayudó a conectarme con mi miedo que llegó a tener una intensidad de 7; repetí las siguientes afirmaciones:

"Aunque siento la aguja en mi brazo y tengo miedo, permanezco calmada y relajada."

Después de un tratamiento completo usando la afirmación anterior, experimenté mejoría. La intensidad se redujo a 3; me apliqué otro tratamiento diciendo lo siguiente:

"Aunque aun me siento nerviosa por todo el proceso que tengo que seguir para que me efectúen el examen de sangre, yo decido estar totalmente relajada."

Han pasado tres años de haberme hecho el tratamiento y el miedo nunca ha vuelto, aun y cuando he ido al laboratorio varias veces. El evento que suscitó mi trauma es sólo un recuerdo y nada más.

Con EFT he podido ayudar a otras personas que también sufrían de fobia. Tal es el caso de una señora de 68 años de edad que pensaba que jamás se podría liberar del miedo tan grande que le producían los ratones. En una oportunidad cuando me oyó hablar de los beneficios de EFT se mostró escéptica pero receptiva. Con sus propias palabras me dijo "aunque no creo en esto voy a tratar porque lo único que tengo que perder es este pánico." Comenzó por entrar en contacto con su miedo y le atribuyó la máxima intensidad de 10. Tuvo que aplicarse varias rondas de EFT porque su miedo estaba compuesto de muchos aspectos. Comenzamos por aplicar un tratamiento bien general. Algunas de las afirmaciones que usó fueron las siguientes:

"Aunque le tengo este miedo a los ratones, me acepto a mí misma, completamente y sin reservaciones."

Reportó una disminución en la intensidad de su miedo, pero nada significativo; pasó de 10 a 8 en la escala. Comenzamos por explorar el origen de su miedo. Cuando sólo era una niña, su hermana mayor, quien era la encargada de acostarla por las noches, la asustaba diciéndole que en la casa había un ratón grandísimo y sucio que salía en las noches a morderle los dedos de los pies a las niñas que estaban despiertas y que la única forma de evitar que eso le pasara a ella era durmiéndose rápidamente, tan pronto ella la pusiera en la cama. Mi paciente creció con la idea de que el ratón era como un monstruo que en cualquier momento se la devoraría. Su fobia tenía muchos componentes. Se aplicó varios tratamientos con la imagen que tenía del ratón cuando era niña usando, alternativamente, las siguientes frases:

"Aunque el ratón me quiere atrapar, me quiero y acepto a mí misma."

"Aunque el ratón me quiere devorar, me quiero y acepto a mí misma."

"Aunque mi hermana me engañó, yo la perdono."

Después de este tratamiento se sintió libre del miedo que la había aquejado durante tantos años. Para comprobar los resultados, me describió con detalles el origen de su fobia y el relato no suscitó ningún tipo de emoción negativa. Durante este proceso, ella usó la foto de un ratón, cosa que anteriormente le producía una gran perturbación; sin embargo, esta vez no reportó ningún malestar. Como prueba final y para corroborar los resultados, la señora decidió ir a tocar un ratón en una tienda de mascotas. El resultado de la visita la llevó a comprarle a su nieta la mascota que tanto había querido durante muchos años, un pequeño ratoncito blanco!

Este, definitivamente, no es un resultado único o sorprendente. La dirección electrónica de EFT (www.emofree.com) está saturada con testimonios de personas que reportan alivio total y completa liberación de los miedos infundados que durante años habían perturbado su existencia.

Otro caso representativo es el de una señora de 53 años de edad que padecía de un miedo a los trituradores de las cocinas los cuales se usan para eliminar los residuos de alimentos. Mi paciente me comentó que no podía encontrar el origen de su miedo ni relacionarlo con ninguna situación particular en su vida, pero luego de varias preguntas me informó que siempre tuvo miedo de que su mano pudiera ser destruida por las aspas del triturador. Recientemente, había terminado de construir su casa y la cocina tenía instalado un triturador de alimentos, el cual le producía terror con sólo verlo, al punto de querer eliminarlo totalmente. La sola idea de las cuchillas y el sonido del triturador eran suficientes para ponerla a temblar de pánico. Con el uso de EFT sólo le tomó dos tratamientos para superar su miedo y descubrir el origen del mismo. En el proceso usó las siguientes frases:

"Aunque tengo tanto miedo de perder mis dedos dentro del triturador, me quiero y acepto a mí misma."

"Aunque tengo tanto miedo del triturador, me quiero y acepto a mí misma."

Después de los dos tratamientos reportó que se le había quitado el miedo, comprobamos el resultado cuando se imaginó prendiendo y usando el procesador, recordando el ruido que produce cuando está funcionando y esto no le produjo ninguna alteración emocional. Durante el tratamiento relató que un recuerdo vívido le había llegado a su mente. En una oportunidad, cuando era muy pequeña, estaba ayudando a su madre a secar la ropa en la secadora. Era una máquina antigua, de rodillos que servían para exprimir el exceso de agua y humedad. Mientras pasaba una de las piezas de ropa por la máquina, su mano quedó atrapada y presionada entre los rodillos. El incidente le ocasionó un pánico total, estaba convencida de que iba a perder la mano y todo su brazo; al oír los gritos despavoridos, su madre, inmediatamente, desconectó la secadora, pero el miedo intenso quedó vívidamente gravado en su subconsciente.

Frecuentemente, ocurre que cuando nos dedicamos a eliminar nuestros patrones negativos, otras imágenes o eventos asociados con esos sentimientos negativos afloran en la consciencia. A veces, como en el caso descrito anteriormente, incluye situaciones que ni siquiera sospechábamos que aún formaban parte de nosotros mismos. Esos recuerdos traumáticos nos proveen una información muy valiosa y una excelente oportunidad para eliminar traumas del pasado.

Adicción

Las adicciones se caracterizan por una compulsión incontrolable, una constante ansiedad o tendencia a repetir un hábito o comportamiento, independientemente, de las implicaciones negativas del daño que pueda causarnos. EFT y TFT caracterizan las adicciones como una consecuencia de la ansiedad. El alcohol, las drogas, los tranquilizantes, el tabaco, los chocolates, la comida, la cafeína, etc., son algunas de las sustancias que inducen un efecto calmante y relajante en las personas adictas a las mismas, pero la esencia del problema radica en el hecho de que estas sustancias o acciones actúan como un calmante temporal enmascarando la razón real de la adicción. Cuando el efecto de la sustancia pasa, la ansiedad reaparece nuevamente perpetuando un círculo continuo que se refuerza a sí mismo, como producto del efecto calmante transitorio que la sustancia o conducta produce en la mente y el cuerpo.

El uso de EFT ha demostrado ser sumamente efectivo para erradicar las adicciones, puesto que actúa eliminando la ansiedad, la cual es la causa fundamental de las adicciones y la fuerza motriz que se encuentra subyacente en cada una de ellas. Al eliminar la ansiedad, la adicción queda permanentemente erradicada. En mi experiencia con personas que han sufrido de alcoholismo y drogadicción he podido ver los efectos desbastadores de estas substancias. Hombres, mujeres y adolescentes que comenzaron usando dichas substancias por mera curiosidad, por presión de grupo, por disponibilidad, o por otras razones, hasta llegar a ser esclavos de un deseo incontrolable.

Antes de saber de la existencia de EFT, usaba técnicas regulares de orientación para tratar los pacientes que sufrían de problemas de adicción, explorando las causas y consecuencias de su dependencia, empleando técnicas de modificación de conducta, así como otros métodos psicoterapéuticos. He visto muchas personas que genuinamente han tratado por todos los medios a su disposición de superar su problema de dependencia, sólo para recaer nuevamente una y otra vez. La terapia convencional es efectiva solo parcialmente. La literatura científica usa el determinismo biológico para explicar el problema del alcoholismo. Los que sustentan esta teoría sostienen que la causa de las adicciones es biológica y adquirida en forma genética. Independientemente de su origen, EFT ofrece una nueva perspectiva y una solución innovadora para tratar y eliminar el problema de la adicción.

EFT es efectivo para todos los distintos tipos de adicción. Sin embargo, es importante señalar que la intensidad del tratamiento depende del tipo de adicción. Las personas que sufren de estos problemas desarrollan mecanismos de defensa sumamente fuertes, teniendo que confrontar la autonegación de su problema, así como mecanismos de defensa arraigados y una resistencia al cambio.

Esta situación se agrava aún más debido a las dudas que la persona enfrenta al plantearse la determinación de dejar su adicción, particularmente, cuando han encontrado que la sustancia o conducta adictiva es su única compañía constante y su fuente de satisfacción en la vida. La persona que confronta este tipo de disyuntiva, generalmente, se pregunta a sí misma lo siguiente:

"¿Qué necesito hacer para reemplazar mi adicción?"

"¿Tendré que abandonar todo mi círculo de amistades?"

"¿Necesitaré desarrollar nuevas amistades y establecer una relación distinta con los miembros de mi familia?"

"¿Tendré la suficiente fortaleza para soportar todos los síntomas que se presentan al dejar el vicio?"

David Rourke (www.davidrourke.ca) sugiere que al responder éstas y todas las demás preguntas que surjan, se debe de prestar atención a los sentimientos que las acompañen, debido a que muchas emociones emergen y en ese momento es vital para eliminar la adicción, tratar esas emociones con EFT. Esto puede llegar a ser un verdadero reto. Para lograr cambios significativos, primeramente, se tiene que reconocer que se tiene un problema porque, generalmente, se tiende a usar la negación y la resistencia como mecanismos de defensa para evitar cualquier tipo de cambio. Si usted se encuentra en esta situación, es recomendable trabajar con una persona con experiencia en la técnica de EFT. Si las personas cercanas a usted le dicen con regularidad que están preocupados por su comportamiento y sus hábitos, pero usted considera que no tiene ningún problema y que no hay nada en su comportamiento cotidiano que no pueda controlar, este es un indicativo de autonegación, una conducta típica para no enfrentar el problema y no tener que cambiar.

Una estrategia muy útil planteada por David Rourke, consiste en hacer una lista de todas las cosas positivas y negativas que se obtienen al continuar con la adicción, al igual que una lista de los aspectos positivos y negativos de no seguir con la misma. Este ejercicio le proporcionará tópicos para ser tratados con EFT

EFT funciona en forma muy efectiva para reducir el estrés asociado con los efectos colaterales que se presentan al dejar la sustancias o conductas que causan la adicción. Estos síntomas tienen consecuencias físicas y emocionales. EFT elimina el deseo de consumir y reduce drásticamente la ansiedad. Los deseos vehementes de consumir son causados por el anhelo de reducir la ansiedad. Para eliminar la adicción, cualquiera que ésta sea, aplíquese un tratamiento de EFT al deseo incontrolable que confronta. Por ejemplo, si el alcohol es la sustancia a la cual se es adicto, podría aplicarse un tratamiento usando las siguientes frases:

"Aunque estoy desesperado por tomar un trago ahora mismo, me quiero y acepto a mí mismo."

"Aunque siento esta necesidad compulsiva de tomarme una cerveza, me quiero y acepto a mí mismo."

"Aunque el alcohol siempre ha sido mi compañero, me quiero y acepto a mí mismo."

"Aunque el alcohol me hace olvidar mi dolor, ahora escojo aceptarme a mí mismo."

"Aunque siento que el alcohol controla mi vida, ahora escojo dejar de tomar."

"Aunque la bebida me ha causado tanto daño y dolor a mí y a los que me rodean, ahora escojo perdonarme por todo el daño que he causado y dejar de tomar."

"Aunque siento que el alcohol controla mi vida, me quiero y acepto a mí mismo."

"Aunque siento que una vez que comienzo a tomar no puedo parar de beber, me quiero y acepto a mí mismo."

"Aunque quiero consumir alcohol cuando las cosas (no) marchan bien en mi vida, me quiero y acepto a mí mismo."

Estas afirmaciones pueden ser usadas con cualquier tipo de adicción, sustituyendo el alcohol por el tipo de adicción que se padezca. Todas las frases anteriores reconocen el problema de adicción, al mismo tiempo que expresan aceptación. La técnica de EFT puede ser usada en cualquier momento cuando surjan los deseos de la conducta o sustancia adictiva. Ponga particular atención a cualquier recuerdo, ideas, o sentimientos que afloren mientras se esté aplicando el tratamiento porque éstos son elementos importantes para tratamientos posteriores.

Muchas personas han logrado eliminar la adicción al café, el chocolate, los refrescos y dulces en general, en un tiempo muy corto y con sólo unos cuantos tratamientos. Sin embargo, sustancias como el alcohol y las drogas pueden tomar mucho más tiempo y requieren una mayor persistencia. Craig recomienda aplicar el tratamiento básico de EFT unas veinticinco veces al día con el propósito de mantener controlado el nivel de ansiedad, los deseos compulsivos y eliminar la reversión psicológica." Particularmente, considero que no hay un número exacto de veces para combatir estos fenómenos; se puede tener éxito aplicándose el tratamiento cada vez que surjan los deseos por la sustancia o conducta adictiva; esto puede mantener controlado el proceso de reversión psicológica, lo cual es fundamental para poder sobreponerse a la adicción.

Es recomendable establecer una rutina diaria que le sirva de ayuda para recordarse de aplicar el tratamiento; por ejemplo, escriba pequeñas notas con frases recordatorias y distribúyalas en distintas partes de la casa y en su vehículo y cuando se encuentre una nota aplíquese un tratamiento inmediatamente; sólo le tomará unos pocos minutos. Algunos de mis pacientes adictos al alcohol manifiestan que las veces que se han propuesto dejar el alcohol, los momentos más difíciles se les presentan en las ocasiones en las cuales hay personas que están tomando a su alrededor, como en fiestas, reuniones familiares o con grupos de amigos y en donde el ambiente es favorable para la bebida. En esos casos, el olor de su sustancia favorita les estimula el deseo de consumir. Mi sugerencia en esos casos es evitar esas situaciones en la cual el alcohol está presente y alejarse de las personas que le estimulan a seguir con el hábito; aún y cuando esta recomendación es lógica y apropiada a veces es difícil evitar el ambiente que conduce a la bebida. En esos casos EFT es una herramienta extraordinaria para controlar el deseo irresistible de tomar. La aplicación de EFT es igualmente valedera con cualquier otra sustancia o conducta adictiva.

Una vez que se tiene la técnica para sobreponerse a los

efectos colaterales del abandono de las sustancias o conductas adictivas y los deseos incontrolables de seguir con las mismas, necesita descubrir cuales son los eventos o situaciones específicas que le han llevado a establecer y mantener la adicción. Por ejemplo, los fumadores tienden a encender un cigarrillo en situaciones que los ponen nerviosos tales como una reunión importante, una entrevista, una discusión, el tener que esperar por algo o alguien, etc. Algunas personas dicen que simplemente fuman para relajarse, después de una comida, o con una taza de café, o en un evento social, pero cuando uno necesita de un cigarrillo para relajarse es porque algo lo pone nervioso; de otra forma ¿cuál sería la razón para encender el cigarrillo? La aplicación de EFT a los eventos esenciales que le conducen a la adicción es algo muy importante para poder superar el problema, pero al mismo tiempo puede ser muy difícil porque puede darse el caso de que usted no esté consciente de cuales son las circunstancias o eventos que le conducen a ello.

Si ese es el caso, puede proseguir con un ejercicio que le ayudará al esclarecimiento y limpieza de sus emociones. Esto implica hacer una lista exhaustiva de todos los eventos que han sido problemáticos a través de su vida, procediendo a aclarar todas las emociones negativas con EFT hasta que al pensar en el problema o evento éste no tenga ninguna carga emocional. Note si mientras se está haciendo el tratamiento, otros eventos o situaciones, que usted pensaba que había olvidado, afloran en su mente. Esta es una indicación de que necesita trabajar en los sentimientos asociados con ese evento. Es recomendable escoger ciertos momentos durante el día para poner en práctica esa limpieza emocional. Tenga a mano un cuaderno para tomar nota de todos los eventos que surjan en su mente, esto no sólo le ayudará a eliminar la adicción sino que también le ayudará en el aspecto físico y emocional, encontrando paz interior y en el ambiente que le rodea.

El siguiente caso representa la aplicación de EFT para eliminar la adicción al cigarrillo. María había fumado por más de 23 años, consumiendo más de una cajetilla de cigarrillos al día con el propósito de relajarse y controlar sus emociones. En el trabajo, generalmente, interrumpía sus labores para fumar. El departamento de salud pública para el cual ella trabajaba había implementado un programa de incentivos para motivar a los empleados adictos al cigarrillo a dejar el vicio y promover un ambiente más saludable. María se sentía presionada a tener que dejar el cigarrillo tanto en el trabajo como en la casa; su esposo no le permitía fumar en ninguna parte donde su bebé estuviera presente. María había intentado dejar el cigarrillo usando todo tipo de métodos posibles, pero nada le había funcionado. Ella se encontraba muy preocupada por los efectos colaterales que se presentan al dejar de fumar. María había oído de la existencia de EFT y quería probar sus resultados. El primer paso consistió en determinar la causa emocional que la impulsaba a su dependencia. Iniciamos un trabajo exploratorio y le pedí que me diera una lista de todos los aspectos, tanto positivos como negativos, para dejar el cigarrillo. Entre los puntos positivos mencionó los siguientes:

- Mejorar su salud y evitar el cáncer.

- Ahorrar dinero.

- Evitar conflictos familiares.

- Evitar el olor desagradable en el cabello, la ropa y en la casa.

- Poder saborear la comida mucho mejor, al mejorar el sentido del gusto.

Entre los aspectos negativos que le causaría el dejar de fumar, la extensa lista de María incluía los puntos siguientes:

- Sufrir de los efectos colaterales.

- Perder la camaradería que se desarrolla al fumar con los amigos y colegas.

- No poder relajarse o tener tranquilidad.

- Aumentar de peso.

Aplicamos varios tratamientos de EFT a todos los miedos. En cada tratamiento se repetían las siguientes afirmaciones.

"Aunque tengo miedo de los efectos que me produce el dejar (nombre de la sustancia o conducta adictiva), me quiero y acepto a mí misma."

"Aunque tengo miedo de comprometerme a dejar de fumar, me quiero y me perdono a mí misma."

"Aunque siento que no sabría que hacer sin el cigarrillo, me quiero y acepto a mí misma."

"Aunque me sentía realizada y parte del grupo cuando tenía 15 años y Norma me enseño a fumar, ahora escojo socializar sin tener que fumar."

"Aunque cuando tenía 15 años, fumaba para ser aceptada por el grupo, ahora escojo creer que no necesito del cigarrillo para ser aceptada por los demás, porque ahora yo me acepto y me quiero a mí misma libre del hábito de fumar."

"Aunque tengo miedo de que si dejo de fumar en el trabajo no pueda concentrarme y pensar, ahora escojo confiar en mi capacidad intelectual y en mi fortaleza."

Después del tratamiento, María reportó que al pensar en pasar el transcurso del día sin el cigarrillo, no se sentía nerviosa o ansiosa como le había ocurrido antes; por el contrario, se sentía relajada y con confianza en que podría dejar de fumar. Sin embargo, ella sentía cierto temor de enfrentar los síntomas que se presentan al dejar de fumar. Para liberarse de ese sentimiento procedimos a la aplicación del tratamiento con las siguientes afirmaciones:

"Aunque me siento muy ansiosa sin el cigarrillo, yo me acepto a mí misma, total y absolutamente, tal y como soy."

"Aunque me siento con mucha hambre sin el cigarrillo para ayudarme a controlar el apetito, me acepto a mí misma tal y como soy."

"Aunque quiero ser parte del grupo de los fumadores en el trabajo, me quiero y acepto a mí misma."

"Aunque tengo miedo de ganar peso, como me ocurrió la última vez que dejé de fumar, me quiero y acepto a mí misma."

"Aunque tengo resentimiento con mi esposo por querer controlarme el cigarrillo, me acepto a mí misma."

Juntas trabajamos con todas las emociones asociadas con dejar el cigarrillo y el enfrentar sus efectos colaterales. Haciendo énfasis en las situaciones relacionadas con la época en que comenzó con el hábito, surgieron tópicos relacionados con autoaceptación, autoestima y asertividad.

Le sugerí a María que se aplicara el tratamiento por sí misma para ayudarle a superar los deseos incontrolables de querer encender el cigarrillo, que pusiera especial atención a las emociones que surgieran y que se aplicara tratamientos de EFT a cada una de las situaciones y emociones que se le manifestaran. Un mes más tarde, me manifestó que no había sentido deseos de fumar pero que quería compartir un secreto. Me comentó que aunque había trabajado intensamente en controlar el impulso de fumar y en las emociones asociadas con ese deseo incontrolable, por más de dos semanas había mantenido escondida una cajetilla de cigarrillos "por si acaso," pero decidió que definitivamente no quería seguir fumando y la tiró a la basura.

María continuó aplicándose el tratamiento por su propia cuenta, en las emociones y sentimientos que le surgían, encontrando el tratamiento muy efectivo. Por primera vez en su vida ha pasado cuatro meses sin fumar y siente que de ahora en adelante, puede pasar el resto de su existencia sin el cigarrillo. El éxito de María en superar su adicción fue el haber descubierto la razón emocional de la misma; una vez logrado ese paso, con el uso de EFT eliminó la energía innecesaria asociada a dicha dependencia.

Trauma

Trauma es una reacción normal a un hecho que no percibimos como natural y que puede ser interpretado como una reacción física o emocional causada por un evento de gran intensidad emocional; el mismo puede producir un efecto constante o esporádico, dependiendo de la forma en que dicho evento sea procesado por la mente. Estos mensajes pueden desarrollarse por cualquier experiencia que nos haga sentir amenazados; sin embargo, no es el evento o la situación lo que determina si algo es traumático, sino la percepción que se tenga de dicho evento. Esto explica la razón por la cual dos personas expuestas al mismo evento traumático, como un accidente de tránsito catastrófico, puedan reaccionar de forma diferente. Una puede quedar afectada de por vida y no poder manejar nunca más, mientras que para la otra, el accidente es un simple recuerdo sin ningún tipo de emoción asociada al mismo. De acuerdo a los postulados de EFT, un evento traumático o emoción negativa causa una interferencia en el sistema energético del cuerpo y para eliminar el impacto de dicho trauma, es necesario liberar la energía negativa asociada al evento.

Los traumas que no se han resuelto pueden acarrear consecuencias físicas, emocionales, e intelectuales. Algunos de los síntomas que se presentan a consecuencia de un trauma incluyen dolores crónicos en el cuerpo, insomnio, sentimiento de abandono, pesadillas, depresión, ansiedad, obsesión, apatía, nerviosismo, ira, irritabilidad, desinterés en la vida, desesperación, trastornos de índole sexual, pérdida de la memoria, cambios en el temperamento, recuerdos vívidos y constantes de la experiencia traumática, etc. Todos estos trastornos físicos y emocionales pueden ser resueltos con la aplicación persistente de EFT. Esto no elimina el recuerdo del hecho traumático; el recuerdo continúa pero sin la energía negativa adherida al incidente. Una vez que la energía negativa es eliminada, el recuerdo del trauma pierde totalmente su fuerza emocional. A continuación encontrará un ejemplo de la aplicación de la técnica de EFT en la resolución de una experiencia traumática de la infancia.

Támara era una joven introvertida, de dieciocho años de edad; incapaz de iniciar una interacción social con los jóvenes de su edad, se mostraba distraída e indiferente en la escuela y su único interés estaba centrado en los libros y la música. Sus padres, preocupados por la timidez, aislamiento y silencio de su hija decidieron buscar ayuda psicológica.

Mientras hablaba con Támara observé que sólo tenía problemas socializando con jóvenes de su edad. Ella expresó que le gustaría ser más sociable pero que no sabía como. Tenía miedo de ser rechazada y por ello prefería estar sola y no iniciar conversación con nadie más. Desde la edad de tres años comenzó a ir a la escuela y para entonces, no presentaba esos problemas. Su conducta de aislamiento comenzó más tarde. Al principio, ella tenía un grupo de niños con los cuales jugaba constantemente y se sentía querida y aceptada. Támara asistió a la misma institución educativa, con el mismo grupo de compañeros, aproximadamente, por nueve años. Sin embargo, ella estuvo ausente de la escuela por un período de seis meses; cuando regresó, la dinámica social había cambiado totalmente. Algunos de los niños de su propio grupo la rechazaban e igualmente todas las niñas, puesto que no la percibían como parte de su bando por haber preferido jugar con los varones.

Con la aplicación de la técnica de EFT descubrimos la matriz del problema: Una experiencia traumática que le había afectado profundamente por mucho tiempo. Su relato fue el siguiente: Durante las primeras horas de la clase los estudiantes tenían un grupo de discusión llamado "La hora de la agenda." En una esquina del salón de clase había una caja en donde a los estudiantes se les estimulaba a poner el nombre de las personas con las cuales ellos tuvieran algún problema, para luego ser llevado a una discusión abierta con el grupo y entre todos buscar una solución al conflicto o situación.

Durante la reunión, todos los treinta estudiantes se sentaban formando un círculo; la caja se colocaba en el medio del círculo y uno de los estudiantes sacaba de la caja un papel con el nombre del estudiante en cuestión. La queja se exponía ante toda la clase y el estudiante que estuviera en la agenda tenía la oportunidad de dar una explicación de sus acciones.

En una ocasión llamaron a Támara. Ella estaba siendo acusada de apropiarse de los marcadores de otros estudiantes. Ella sabía que era inocente, pero varias de sus compañeras, a quienes les disgustaba Támara, conspiraron para acusarla de la desaparición de los marcadores. Ella se sintió muy confundida.

La maestra procedió a preguntarle a cada estudiante en el círculo si a ellos le faltaban marcadores y algunos dijeron que si, para estar de acuerdo con la niñas más populares de la clase. Mientras Támara estaba siendo juzgada frente al grupo, ella recordó una ocasión, cuando no encontraba su lápiz, haber tomado uno de la gaveta donde se ponían las cosas extraviadas.

Al final, la maestra le preguntó a Támara si ella alguna vez había tomado los lápices de otros estudiantes. Sintiéndose confundida y dejándose llevar por la opinión de sus compañeras, respondió afirmativamente.

Como castigo la maestra solicitó a Támara que sacara todos sus marcadores nuevos, los pusiera en una caja y los pasara al rededor del círculo. A cada estudiante se le pidió que escogiera el color que quisiera. Mientras los estudiantes se apoderaban de sus colores, la maestra le pidió a Támara que se parara en el centro del círculo y le pidiera perdón a toda la clase.

Támara sabía que ella jamás había cogido nada de los otros estudiantes, excepto por el lápiz que tomó una vez cuando no podía encontrar el suyo, pero el caso de que otros estudiantes la incriminaran la hizo admitir algo que no había hecho. Sintiéndose humillada y avergonzada por haber sido el objeto de una gran injusticia, lloró inconsolablemente. Al final del día Támara recibió una carta de sus compañeras pidiéndole disculpas por las injustas acusaciones.

Támara recordaba el incidente con todos sus detalles. Mientras estaba describiendo todos los hechos, hacíamos pausas frecuentes en los momentos de mayor grado emocional y aplicábamos una secuencia de toques. Trabajamos en sentimientos relacionados con la confianza en los demás, vergüenza, respeto a sí misma, honestidad, poder, amistad, culpabilidad y el sentirse víctima de las circunstancias. Cada vez que describía el incidente sus sentimientos eran menos intensos. Durante la sesión de orientación, varios tratamientos fueron enfocados directamente a recuerdos concretos relacionados con cada una de las niñas, en las cosas que le hicieron y le dijeron. Algunas de las afirmaciones que usamos fueron las siguientes:

"Aunque me sentí tan vulnerable a la hora de la lectura de la agenda, parada frente al grupo y admitiendo algo que yo no hice, me quiero y me perdono a mí misma."

"Aunque la señora Smith, mi maestra, y muchos de los niños y niñas de la clase pensaban que yo había hecho algo incorrecto, me perdono a mí misma por no haber dicho nada para defenderme de la injusticia."

"Aunque me sentí tan humillada cuando Laura, María, Samanta y el resto de la clase se aprovecharon de la situación y se apoderaron de todos mis mejores marcadores, me perdono a mí misma por haber dejado que lo hicieran."

"Aunque siento tanto dolor por la forma en que me trataron cuando sólo era una niña, me quiero y acepto a mí misma."

"Aunque Laura y Marlene se disculparon por lo que me hicieron, aun tengo resentimiento con ellas por haberme culpado de algo que no hice."

"Aunque tengo tanta rabia con la señora Smith por la forma en que manejó la situación, me quiero y acepto a mí misma."

"Aunque yo aprendí a desconfiar de todo el mundo, ahora escojo darle a la gente la oportunidad de conocerme."

"Aunque Laura y las otras niñas se disculparon por lo que me hicieron en una carta, yo me perdono a mí misma por no haber llevado esa carta a la sesión de lectura de la agenda para que me devolvieran mis marcadores y limpiar mi nombre de toda culpa."

"Me quiero y acepto a mí misma y perdono a la señora Smith y a todos los estudiantes por lo que me hicieron."

"Me quiero y perdono a mí misma por haber aceptado la responsabilidad y haberme culpado a mí misma por algo que no hice."

"Ahora escojo defenderme y expresar mis sentimientos para que

la gente sepa como me siento."

"Me quiero y acepto a mí misma y ahora estoy abierta a la posibilidad de dejar que los demás me conozcan."

"Me quiero y acepto a mí misma y ahora escojo tomar la iniciativa de confiar en los demás."

Al final de la sesión de dos horas, Támara pudo hablar del incidente nuevamente sin ninguna carga emocional. Ahora lo puede ver como un evento desafortunado que ocurrió en su vida y que por muchos años le impidió confiar en sí misma y en los demás. La última vez que me contactó, mencionó que tenía otras cosas en las que necesitaba trabajar, pero que la buena noticia era que había progresado mucho dejando que otras personas la conocieran tal y como era, haciendo nuevas amistades, expresando sus puntos de vista, confiando en los demás y en sí misma, participando en clase activamente y expresando su opinión, sin importarle lo que los demás dijeran o pensaran de ella. En una ocasión posterior, cuando nos vimos me dijo lo siguiente: "Con mi nueva forma de ser todo parece ser más fácil para mí; hasta he conseguido un novio con el que me siento totalmente cómoda y relajada."

Los recuerdos del incidente aún están grabados en su memoria porque EFT no borra el recuerdo, pero sí elimina las emociones asociadas al mismo. Ahora puede hablar del incidente de la escuela sin lágrimas, como si nunca hubiese tenido ninguna importancia en su vida. Ve el incidente tan sólo como un hecho desafortunado que pasó en su infancia y nada más.

Ansiedad

En una forma u otra todos hemos experimentado cierto grado de ansiedad en la vida y esto es considerado totalmente normal. Por ejemplo, ir a una entrevista de trabajo, presentar un examen o hablar en público son situaciones en las cuales cierto grado de ansiedad es considerado positivo por el Instituto Nacional de la Salud y la Asociación Psicológica Americana, debido a que nos estimula a estar más alertas, a ser más cuidadosos, a concentrarnos y a ejecutar un trabajo más eficientemente. Cierto grado de ansiedad puede también protegernos, como es el caso cuando estamos en una ciudad grande, congestionada con multitudes de gente y se nos aconseja estar atentos a nuestras pertenencias, o cuando caminamos solos en una calle oscura. Un estado normal de ansiedad es transitorio y generalmente pasa cuando estamos fuera de la situación que nos ocasiona el estrés; sin embargo, el Instituto Americano de la Salud ha reportado que millones de personas viven en un estado constante de ansiedad, el cual ha sido descrito como problemas emocionales persistentes que no pasan sino que con el tiempo se agravan aún más. Algunos de los síntomas incluyen:

- Fatiga.

- Dificultad para dormir.

- Irritabilidad o mal humor.

- Sentimiento de angustia o desesperación.

- Falta de concentración.

- Síntomas asociados con tensión muscular, tales como: Temblores, dolor muscular, inflamación muscular etc.

- Malestares físicos, tales como manos sudorosas, resequedad bucal, náuseas, diarrea, necesidad de orinar frecuentemente, dificultad para injerir, vértigos, etc.

Un estado de ansiedad persistente puede degenerar en una variedad de enfermedades físicas que llegan a debilitar totalmente el organismo. Hasta el presente, el tratamiento típicamente recomendado para esta condición consiste en medicamentos, psicoterapia de conversación o una combinación de ambos. El problema radica en que los medicamentos solamente proporcionan una mejoría temporal de los síntomas. Con EFT es posible eliminar la causa del estrés y lograr una cura permanente. Es un tratamiento que puede ser autoaplicado para controlar el nivel de estrés de la vida diaria, así como los síntomas mencionados anteriormente. Sin embargo, para problemas emocionales complejos, con ramificaciones emocionales profundas, es altamente recomendable y necesaria la ayuda de un terapeuta especializado en la práctica de EFT.

Ana llegó a consulta con un problema de ansiedad constante. Se quejaba de un estado de tensión permanente con síntomas físicos que incluían un dolor punzante en el brazo izquierdo, taquicardia y temblor en las piernas. Sus síntomas se intensificaban cada vez que se encontraba en lugares con mucha gente; me comunicó que su condición actual la había llevado a tener que cambiar su vida regular. Ella se consideraba como una persona extrovertida, amigable y con una vida social intensa. Todos los viernes le gustaba salir a bailar con un grupo de amigos, mientras que ahora, por el contrario, se refugia en su trabajo y se siente ansiosa cuando llega el fin de semana, porque sabe que sus amigos la llaman para invitarla a salir. Su estado de ansiedad es tal que no quiere contestar el teléfono, ni siquiera salir al mercado por miedo a que se le presenten los síntomas antes mencionados.

Comenzamos el proceso explorando el origen de su ansiedad y buscando algún tipo de incidente en particular que pudiera estar asociado con el mismo. Ana comentó que su condición comenzó aproximadamente seis meses atrás, cuando salió del trabajo para encontrarse con unos amigos a almorzar. En el camino, dos hombres se le acercaron pretendiendo que necesitaban ayuda para encontrar una dirección, y luego le robaron la cartera y la amenazaron con un arma si no cooperaba. Todo pasó tan rápido, en una calle sumamente concurrida pero nadie la ayudó y ni siquiera lo notaron. Después del incidente se sentía en un estado constante de miedo y ansiedad pensando que la podían robar nuevamente. Sentía miedo de todos los hombres que se le cruzaban en el camino. Sus amigas le recomendaron que enfrentara el miedo diciéndole, con buena intención, que la posibilidad de que algo así le ocurriera nuevamente era muy remota, que la ciudad era muy segura y que ella debería de recobrar la confianza, pero Ana sentía que en realidad nadie la comprendía.

Comenzamos el tratamiento usando la Técnica Narrativa. Ana narraba el incidente y paraba para aplicarse los toques del tratamiento cada vez que sentía algún tipo de intensidad; ella contó y recontó el incidente hasta no sentir ningún tipo de emoción. Centramos el tratamiento usando las siguientes afirmaciones:

"Me quiero y acepto a mí misma, aunque estoy enfrentando todos estos síntomas."

"Me quiero y acepto a mí misma, aunque me siento muy asustada porque me pueden robar otra vez."

"Me quiero y acepto a mí misma, aunque me siento culpable de haber confiado en esos hombres."

"Aunque esos hombres tenían un arma y querían hacerme daño, yo escojo vivir mi vida sin miedo."

"Aunque me sentí como una víctima en manos de esos hombres, ahora escojo tener confianza en mí misma."

"Aunque me siento como una víctima, débil, ahora escojo sentirme segura y a salvo, relajada y calmada, a medida que recupero la confianza en los demás."

"Aunque me siento asustada de volver a salir con mis amigos, ahora escojo recuperar mi vida social y sentirme segura y constantemente protegida."

"Me quiero y acepto a mí misma y de ahora en adelante escojo vivir mi vida sin miedo."

Antes del tratamiento, el nivel de estrés era de 8. El nivel de intensidad comenzó a bajar después de varias sesiones y llegó a 2. Ana comentó que aún sentía algunos de los malestares físicos. Para combatir directamente esos síntomas implementamos otros tratamientos usando las siguientes afirmaciones:

"Aunque mi corazón se siente como si se me fuera a salir del pecho, ahora escojo sentirme relajada, segura y totalmente tranquila."

"Aunque siento mis piernas temblorosas, confío en ellas para que me conduzcan a cualquier parte, me siento segura y a salvo en cualquier lugar donde me encuentre."

Ana trabajó diligentemente, por su propia cuenta, con una lista de afirmaciones que elaboramos conjuntamente y obtuvo excelentes resultados. Después de transcurridos dos meses de nuestra última sesión, comenzó a salir nuevamente con su grupo de amigos sin tener miedo del teléfono ni evitar contestarlo. Se siente tranquila y segura, tomando las precauciones necesarias y normales cuando se encuentra en la calle, pero no se siente amenazada. Todos los malestares físicos desaparecieron. En sus propias palabras expresó lo siguiente: "Finalmente me siento yo misma otra vez."

"Cuando cada instante de la vida se transforma en una alegría permanente, en una danza eterna, cuando la vida no es otra cosa sino un festival perpetuo de luz, en ese instante, cada momento es un momento precioso porque una vez que pasa, se ha marchado para siempre."

Osho.

Bibliografía

American Psychological Association.<www.apa.org>

Callahan, Roger. 2001. Tapping the Healer Within. Contemporary Books Chicago, IL.

Craig, Gary. Emotional Freedom Techniques. <www.emofree.com>
Eden, D., and Feinstein, D., 1998. Energy Medicine. Tarcher/Putnam, New York, NY.

Forem, J. and Shimer, S., 1999. Healing with Pressure Points Therapy. Prentice Hall Press, New York, NY.

Lecrubier, Y., Clerc, G., Didi, R., and Kieser, M., 2002. Efficacy of St. John's Wort Extract WS 5570 in Major Depression: A Double-Blind, Placebo-Controlled Trial. Am J. Psychiatry 159:1361-1366.

National Institute of Mental Health. <www.nimh.nih.gov>

Rourke, David. 2007, <www.davidrourke.ca>

Sahelian, R., 2007. St. John's Wort Information. A Discussion of St. John's Wort for depression and St. John's Wort Side Effects. www.raysahelian.com/stjohn.html

Serrano, S.E., 2007. The Three Spirits. SpiralPress, Ambler, PA.

Swingle, P.G.., Pulos, L., and Swingle, M.K. 2004. Neurophysiological indicators of EFT treatment of post-traumatic stress. Subtle Energies and Energy Medicine, 15, 1, 75-86.

Teeguarden, I.M., 1978. Acupressure Way of Health: jin shin do. Japan Publications, Inc., Tokyo, Japan.

Wells, S., Polglase, K., Andrews, H., Carrington, P., & Baker, A.H. (2003). Evaluation of a Meridian-Based Intervention,

Emotional Freedom Techniques (EFT), for Reducing Specific Phobias of Small Animals. Journal of Clinical Psychology, 59 (9). 943-966

Wood, Stephanie. <www.emofree.com> April 2007 News Letter.

Glosario

www.ingramcontent.com/pod-product-compliance
Lightning Source LLC
Chambersburg PA
CBHW072150020426
42334CB00018B/1945